全国高等职业院校医学美容技术专业规划教材

美容心理学

（供医学美容技术、美容美体艺术、人物形象设计等专业用）

主　编　张　帆　张黎逸

副主编　李　桐　李明芳　张煜桐

编　者　（以姓氏笔画为序）

刘　群（山东医药技师学院）

李　桐（山东中医药高等专科学校）

李明芳（重庆三峡医药高等专科学校）

张　帆（山东中医药高等专科学校）

张　典（湖北中医药高等专科学校）

张春光（湖南食品药品职业学院）

张煜桐（沧州医学高等专科学校）

张黎逸（重庆医药高等专科学校）

中国健康传媒集团

中国医药科技出版社 ·北京

内 容 提 要

　　本教材是"全国高等职业院校医学美容技术专业规划教材"之一，系根据医疗美容技术专业高职高专层次培养目标的要求，尽量精简理论，以掌握概念强化应用为特点编写而成，内容共有九章，涵盖认识美容心理学、探索求美者的心理活动、把握人体审美心理和体像心理、掌握社会心理与美容、探知容貌缺陷与美容心理、与医学美容有关的常见心身疾病、正确地对求美者进行心理评估与心理咨询、摸准营销心理赢得美容消费者之心、美容从业人员的人际沟通等内容。本教材为书网融合教材，即纸质教材有机融合电子教材、教学配套资源（PPT、微课、视频、图片等）、题库系统、数字化教学服务（在线教学、在线作业、在线考试），使教学资源更加多样化、立体化，有助学习者理解掌握相关知识，并及时考察学习效果。

　　本教材可供全国高等职业院校医学美容技术、美容美体艺术、人物形象设计等专业教学使用，亦可作为函授、自学考试教学用书，还可作为美容从业人员的培训资料。

图书在版编目（CIP）数据

美容心理学 / 张帆，张黎逸主编. -- 北京：中国
医药科技出版社，2025.5
全国高等职业院校医学美容技术专业规划教材
ISBN 978-7-5214-4613-5

Ⅰ. ①美… Ⅱ. ①张… ②张… Ⅲ. ①美容-医学心
理学-高等职业教育-教材 Ⅳ. ①R395.1

中国国家版本馆 CIP 数据核字（2024）第 099164 号

美术编辑 陈君杞
版式设计 友全图文

出版　**中国健康传媒集团** | 中国医药科技出版社
地址　北京市海淀区文慧园北路甲 22 号
邮编　100082
电话　发行：010-62227427　邮购：010-62236938
网址　www.cmstp.com
规格　889mm×1194mm $\frac{1}{16}$
印张　8 $\frac{1}{2}$
字数　248 千字
版次　2025 年 6 月第 1 版
印次　2025 年 6 月第 1 次印刷
印刷　北京盛通印刷股份有限公司
经销　全国各地新华书店
书号　ISBN 978-7-5214-4613-5
定价　**39.00 元**

获取新书信息、投稿、为图书纠错，请扫码联系我们。

数字化教材编委会

主　编　张　帆　张黎逸

副主编　李　桐　李明芳　张煜桐

编　者　（以姓氏笔画为序）

　　　　刘　群（山东医药技师学院）

　　　　李　桐（山东中医药高等专科学校）

　　　　李明芳（重庆三峡医药高等专科学校）

　　　　张　帆（山东中医药高等专科学校）

　　　　张　典（湖北中医药高等专科学校）

　　　　张春光（湖南食品药品职业学院）

　　　　张煜桐（沧州医学高等专科学校）

　　　　张黎逸（重庆医药高等专科学校）

　　　　姜文源（山东中医药高等专科学校）

出版说明

为深入学习贯彻党的二十大精神，落实《国务院关于印发国家职业教育改革实施方案的通知》《关于深化现代职业教育体系建设改革的意见》《职业教育提质培优行动计划（2020—2023年）》《关于推动现代职业教育高质量发展的意见》等有关文件精神，适应学科发展和高等职业教育教学改革等新要求，对标国家健康战略、对接医药市场需求、服务健康产业转型升级，建设高质量教材，支撑高质量现代职业教育体系发展的需要，使教材更好地服务于院校教学，中国健康传媒集团中国医药科技出版社在教育部、国家药品监督管理局的领导下，组织和规划了"全国高等职业院校医学美容技术专业规划教材"的修订和编写工作。本套教材具有以下特点。

1. 强化课程思政，辅助三全育人

教材编写将价值塑造、知识传授和能力培养三者融为一体，坚决把立德树人贯穿、落实到教材建设全过程的各方面、各环节，深度挖掘提炼专业知识体系中所蕴含的思想价值和精神内涵，科学合理拓展课程的广度、深度和温度，多角度增加课程的知识性、人文性，提升引领性、时代性和开放性，辅助实现"三全育人"（全员育人、全程育人、全方位育人），培养新时代创新人才。

2. 推进产教融合，体现职教精神

教材编写坚持现代职教改革方向，体现高职教育特点，以人才培养目标为依据，以岗位需求为导向，围绕"教随产出、产教同行"，教材融入行业人员参与编写。教材正文适当插入典型临床案例，使学生边读边想、边读边悟、边读边练，做到理论与相关岗位相结合，形成以案例为引导的职业教育教学模式新突破，提升人才培养针对性和适应性。

3. 体现行业发展，突出必需够用

教材编写坚持"已就业为导向，已全面素质为基础，以能力为本位"的现代职业教育教学改革方向。构建教材内容应紧密结合当前实际要求，吸收新技术、新方法、新材料，体现教材的先进性，教材编写落实"必需、够用"原则，教材编写以满足岗位需求、教学需求和社会需求的高素质人才，体现高职教学特点。同时做到与技能竞赛考核、职业技能等级证书考核的有机结合。

4. 建新型态教材，适应转型需求

适应职业教育数字化转型趋势和变革要求，依托"医药大学堂"在线学习平台，搭建与教材配套的数字化资源（数字教材、教学课件、图片、视频、动画及练习题等），丰富多样化、立体化教学资源，并提升教学手段，促进师生互动，满足教学管理需要，为提高教育教学水平和质量提供支撑。

本套教材的出版得到了全国知名专家的精心指导和各有关院校领导与编者的大力支持，在此一并表示衷心感谢。希望广大师生在教学过程中积极使用本套教材并提出宝贵意见，以便修订完善，共同打造精品教材。

前言 PREFACE

本教材是"全国高等职业院校医学美容技术专业规划教材"之一，以"真懂（知识目标）、真用（能力目标）、真爱（素质目标）"为教学目标，将价值塑造、知识传授和能力培养三者融为一体，深化课程改革、创新教材内容体系，完善知识结构，注重理论联系实际和对临床工作的指导性。

本教材以当代美容观和健康观为指导，以高职高专美容技术专业学生为对象，理论上以掌握概念，强化应用为目的；基本能力方面以实用为导向，强调可操作技能的培养，努力使其具有鲜明的职业特征，使教学内容与职业需求紧密配合，使实践教学与职业岗位紧密接触。本教材的最大特点是通俗易懂和突出的实用性，使学生掌握的知识、技能均可在实际工作中得到应用。

本教材共有九章，内容包括绪论、求美者的心理过程与人格、求美者的审美心理与体像心理、社会心理学与美容、容貌缺陷心理、医学美容相关的常见心身疾病、求美者心理评估与咨询、营销心理与美容、人际沟通与美容等。

本教材在编写过程中数易其稿，参阅了大量的参考文献，内容上增加了一些当前美容心理学研究的最新进展，真正做到使学生能学以致用。

本教材为书网融合教材，即纸质教材有机融合电子教材、教学配套资源（PPT、微课、视频、图片等）、题库系统、数字化教学服务（在线教学、在线作业、在线考试），使教学资源更加多样化、立体化，有助学习者理解掌握相关知识，并及时考查学习效果。

本教材适合高等职业院校医学美容技术、美容美体艺术、人物形象设计等专业使用，也可作为美容医学机构工作人员及医学美容医师的参考书。

由于美容心理学作为一门新兴学科在我国起步较晚，学科体系和内容还在不断完善，受编者能力所限，书中难免存在疏漏和不足，恳请同行专家和广大读者批评指正，以便修订时完善。

编　者
2024 年 12 月

CONTENTS 目录

第一章 绪 论

>**学习目标**

知识目标：通过本章的学习，应能掌握美容心理学的概念；了解美容心理学的产生与发展及与相关学科的关系。

能力目标：能正确地运用美容心理学的研究方法。

素质目标：通过本章的学习，培养良好的职业素质和心理素质，提升维护自身和求美者心理健康的能力，树立全心全意为求美者服务的意识。

随着人们生活水平的提高和审美观念的转变，中国美容业得到快速发展。从古代人们用植物捣汁凝脂饰面，到现代众多美容方法与技术的应用，都表现出对美的追求。爱美之心，人皆有之。如今，对美的追求已经成为人们生活的重要组成部分。相由心生，所以作为从业人员，不仅要掌握美容的专业技能，更要注重求美者的心理状态，改善求美者的情绪，提高心理状态，这在生物－心理－社会医学模式的当下更显得尤为重要了。

第一节 美容心理学概述

PPT

>**情境导入**

情境：小芳是艺术生，为了获得更多的工作机会，利用寒假通过美容整容的方法追求"高颜值"。美容后的她高鼻梁、"锥子脸"，配合着欧式大眼一字眉，虽然变美了，但感觉跟大多整容后的女孩如出一辙，令人产生审美疲劳。

事实上，真正的明星，美得各具特色，靠的都是演技和实力，都有自己的风格和特质。整容医学的进步让人们有条件变美，但是这种美一定要适合自己。世界上每一片树叶都是不一样的，只有最具特色的"自己"，才能体现不一样的气质，展现不一样的风采。

思考：1. 站在求美者的角度，你怎么看待追求"明星脸"的心理现象？

2. 站在美容工作者的角度，又该如何看待这一心理现象？

一、美容心理学的概念

美容心理学（cosmetic psychology），是美容学与心理学相结合的一门学科，是运用心理学的理论、方法和技术，研究求美者在美容，特别是医学美容实践领域中的心理现象及其规律的一门应用性学科。

广义的美容心理包括人们在求美的过程中的一切心理活动。狭义的美容心理指美容工作者根据求美者的心理需要，对求美者做出心理诊断、进行心理调适的过程。

二、美容心理学与相关学科的关系

美容心理学是美容学与心理学相结合的交叉学科，涉及美容医学、发展心理学、社会心理学、审美心理学、医学心理学、营销心理学、健康心理学、咨询心理学、缺陷心理学、临床心理学、心身医学等诸多学科，并与这些学科的知识和技术有着密切的联系。

1. 美容心理学与美容医学 美容医学是以人体审美理论为指导，采用各种医学手段来直接维护、修饰和重塑人体美，进而提高人的生活质量，增强人体各系统的生命活力美感，以追求人的身心年轻化为目标的新兴应用医学学科。美容心理学是美容医学的重要基础学科，为美容医学实践提供心理学依据，美容心理学的理论体系是对美容医学实践过程中求美者心理现象及规律的抽象概括，是对美容医学实践活动中出现的关于心理方面的问题的发现、思考、研究和探索，离开美容医学这一重要的实践平台，美容心理学也就成了无本之木。

2. 美容心理学与发展心理学 发展心理学是研究个体毕生（从产前期至出生、成长和衰亡）心理发生发展规律的分支学科。美容心理学应用发展心理学的理论，研究个体各年龄段的美感和审美心理的发生、发展的特点及规律，特别是要研究体像形成的原理及发展规律。

3. 美容心理学与社会心理学 社会心理学是研究社会相互作用背景中人的社会行为及其心理基础的分支学科。人们各种求美行为和求美心理的研究建立在广泛的社会文化背景之上，所以社会心理学与美容心理学关系密切。正因为容貌美具有明显的社会心理特征，所以当人类有了美的意识时，容貌美便有了社会心理学的意义。

4. 美容心理学与审美心理学 审美心理学是研究人们在审美过程中心理活动规律的心理学分支。美容心理学的研究范围要更大，除了研究审美感觉、审美知觉、审美联觉、审美想象等一般的审美心理学问题外，还涉及审美社会心理学等诸多方面的内容。审美心理，尤其是人体审美心理，是美容心理学研究的主要内容之一。

5. 美容心理学与医学心理学 医学心理学是研究心理因素在人体健康和疾病及其相互转化过程所起作用的规律，探讨心理因素在维护健康和致病方面的作用，并研究在医学中医护人员与患者认知行为特点的学科。美容心理学与医学心理学既是一种并列关系又是一种从属关系，它们在内容上有一定的统一性和特殊性。

6. 美容心理学与咨询心理学 咨询心理学是研究如何运用心理学的理论与方法，协助个体更好地发挥其功能的分支学科。旨在帮助有心理疾病的人，使他们了解自己、纠正认知偏差，进而摒弃不良行为，重塑积极人生。美容心理学可运用心理咨询法减轻求美者手术前后的恐惧、焦虑情绪，降低他们不合理的手术期待值。

三、美容心理学的发展

西方国家是最早开始研究美容心理学的地区。早在 20 世纪 60 年代前后，整形外科医生就已经发现有一些整形美容患者是因为容貌感到焦虑而就医，心理不健康或者心理异常的概率远高于一般人群。美国整形外科医生 Edgerton 和他的同事们开展了一系列关于美容整形手术病人心理特点的研究。研究者通过观察和评估求术者术前和术后的心理特点发现，在 98 名美容整形受术者中，70% 有精神病理学症状，大多数表现为抑郁性神经症或消极依赖型人格。进入 20 世纪 80 年代，整形外科医生和精神心理医生联合研究美容整形医学中的心理问题，标准化心理测验的普遍应用和临床访谈更是拓展了该领域研究的深度和广度。研究者认为美容整形外科也要借助的目的是改变人们的体像、提高容貌缺陷者的信心。近年来，对体像障碍研究较为深入的是美国精神病学家 Phlillips 和 Pruzinsky，他们认为美容整形外科接待的求美者中部分体像障碍者对自身形体或容貌存在不满，根本办法应从心理入手，请心理学家和精神病学家进行干预，运用心理学的理论和技术帮助这些求术者摆脱和克服体像障碍。

我国美容医学起步虽晚，但发展很快，美容心理学的研究也得到了广泛的重视。尤其自 20 世纪 90 年代以后，求美者的心理问题备受关注，美容临床心理的相关研究开始出现。最具代表意义的是何伦于 1998 年主编了国内第一部有关美容心理的书《美容医学心理学》，此后相继主编《美容心理学》和《美容临床心理学》作为教材。美容心理学在我国的研究和发展迅速开展起来，关于美容心理临床应用方面的研究越来越多。虽然近些年美容心理学的研究得到了社会的广泛重视和应用，但美容心理学的发展正处于逐步系统化的进程中，美容心理学专业人才严重缺乏，美容心理学的研究仍有待提高。

四、美容心理学研究的意义

美容心理学的学科地位，与社会的发展、个体的需求密不可分。是研究各种美容从业者所面对服务对象的心理活动，主要目的就是研究求美者的心理活动规律，提高美容从业者的工作绩效。高度发达的物质文明与精神文明为爱美之人提供了良好的基础和氛围；医疗美容技术水平的提高，使得人们对美的追求成为可能，所以美容心理学的发展是社会发展、文明进步的必然结果，有着重要的意义。

1. 有助于我国医学美容业的健康发展 医学美容业是纠纷概率较高的行业，原因在于美容效果的分析与评价具有主观性和特殊性。美容效果成功与否除了以单纯的形态改变、功能改善为标准，还与美容从业者的审美、工作经验、技术水平、美容设备等因素相关，也与求美者的期望值、心理状态、教育背景等因素紧密相关。因此，美容工作者与求美者沟通，应了解其求美动机，掌握其人格类型，尊重求美者在美容过程中的心理需求，使求美者以良好的心态接受美容技术，才能有效降低纠纷发生的概率，保证医学美容能给求美者带来美的享受与快乐，促进我国美容业的健康发展。

2. 有助于适应医学模式的转变 医学模式又称医学观念，是指在一定时期内人们对健康和疾病的总体认知。现代医学模式把人看成身心统一的整体，人们对心理社会因素影响人类健康的认识日趋深入。在与求美者沟通时可以了解，一部分求美者看似是解决身体某部位的问题，实际上是要解决遗传、环境等诸多影响带来的心理问题。作为美容从业者，有必要学习美容心理学相关知识，研究求美者的心理特点和规律，从而提高对求美者心理、行为、社会各因素作用机制的观察和分析能力，洞察求美者的心理状态。

3. 有助于更好地指导美容临床实践 可以利用心理评估筛查出不适宜进行美容技术干预的心理异常者求美者的心理状态。可以帮助求美者进一步提高人体审美能力，建立良好的自我体像认知。通过心理学的技术调整其失衡的心态，从而达到标本兼治的预期效果。

第二节 美容心理学的研究对象、内容与方法

PPT

一、美容心理学的研究对象

美容心理学是美容学与心理学相结合的交叉学科，其研究对象如下。

（1）研究个体容貌对人格形成的影响，以及个体对自身审美的心理学问题。

（2）研究容貌缺陷对人的心理影响，以及因容貌问题所导致的各种心理障碍，包括容貌问题引起的神经症和心身疾病。

（3）研究容貌美的社会价值，人们对美容的态度，不同文化观念的人的审美心理差异，以及各种流行元素对美容医学的影响等。

（4）研究容貌审美的心理学要素，以及美容医学实践中所涉及的审美心理学问题。

（5）研究体型、容貌所引起的心理问题的心理评估、心理咨询、心理治疗和心理护理。研究由心理问题导致的损容性心理疾病的诊断与治疗。

知识链接

什么是真正的健康

医学模式的转变带来人类健康观的改变，世界卫生组织（WHO）将健康定义为："健康不仅仅是没有疾病或异常，而且生理、心理以及社会各方面都要保持完满状态。"美容心理学正是适应医学模式的转变，适应人类健康观的转变，把心理学的理论知识和技术广泛应用于美容实践之中，在美容研究领域与心理学研究领域之间架起了一座桥梁，促进了学科间的交叉融合，推动了现代美容科学的发展与进步。为此，我们需要树立正确的健康观，辩证地看待美和美容。

二、美容心理学的研究内容

美容心理学所涉及的范围比较广泛，主要研究如下内容。

1. 容貌审美心理　是研究容貌审美所涉及的心理学问题，主要有审美感觉、审美知觉、审美思维、审美想象、审美情感、审美联想、审美差异、审美关系、审美主体、审美客体、容貌的美与丑等。

2. 美容社会心理　人的求美心理包括了许多社会心理学内容，所以美容医学与社会心理学关系紧密相连。美容社会心理主要研究不同群体对美容和美容医学的态度，对美容和美容医学的偏见，美容与从众、流行心理，美容与人际交往和人际吸引，不同文化背景下的审美心理差异，容貌缺陷的社会心理问题等。

3. 求美动机　研究产生的原因、求美动机的种类、求美动机与求美行为的关系、非容貌缺陷与求美动机、特殊的求美动机和病理的求美动机。研究人的心理需要与美欲的关系，以及美欲与不同层次心理需要的关系等。

4. 容貌形体与人格　研究容貌形体与人格关系以及对人格的影响，求美者的人格特征对求美行为的影响，容貌与人格障碍的关系，先天性容貌缺陷者的心理特征，后天因素导致的容貌缺陷者的心理特征，严重容貌形体缺陷者的心理特征，求美者心理类型与交流等。

5. 容貌缺陷心理　研究形成的影响因素、容貌缺陷与心理障碍的关系、容貌与心身疾病的关系、容貌缺陷与病理心理的关系、容貌缺陷的心理问题、容貌缺陷心理问题的应对方法。

6. 美容医学心理评估与咨询　研究美容医学心理评估的意义、内容、方法和程序，美容心理咨询的内容、特点、形式与程序，美容心理咨询的原则，美容心理咨询的技术，以及与求美者建立良好咨询关系的方法与技术。

7. 美容心理障碍的治疗　研究美容心理治疗的原则、形式，美容心理治疗的常用技术，如行为治疗技术、认知治疗技术、团体治疗技术、心理支持疗法以及催眠治疗等。应用心理治疗技术对求美者的心理障碍进行治疗。

8. 求美者的心理护理　研究求美者的心理特征和心理活动规律，美容心理护理的基本方法，求美者常见的心理问题、术前的心理疏导、术后的心理反应与护理、对治疗不满意的原因、美容治疗失败对求美者的心理影响和心理护理。

三、美容心理学的研究方法

美容心理学的研究方法延续了心理学相关学科的研究方法，在研究社会心理学、医学心理学的方法的同时，也借鉴了美容营销心理学和美容消费心理学的方法。

1. 观察法 是通过观察被评估者的言语、动作和表情，与其在日常生活、学习工作中的活动表现，了解其心理活动的一种方法。观察法的优点是使用方便、简单易行，所获得的材料比较真实、客观。缺点是不易重复；无法确保观察到预定的内容；观察结果受观察者的学士经验、心理素质等的影响。观察法可以分为自然观察法和控制观察法。

观察的内容主要有外表、行为、语言特点、思维内容、认知功能、情绪等，对人、对事的态度，面临困难的应对方式等都可以作为观察的内容。观察法的主要步骤：①确定观察要点；②明确观察中的记录指标；③确定观察中的先后顺序；④预先估计观察重点，必要时还需要补充观察。

2. 问卷法 通过向被调查者口头或书面提出问题，收集有关的心理活动资料，进而了解被调查者心理活动发展变化规律的方法，这是研究美容心理常用的方法。问卷法的优点是简便易行，主动性强，信息量大，经济省时，易于统计。缺点是回收率低，问卷法受被调查者的教育背景等条件限制。

3. 个案法 对单一案例进行系统研究的方法。包括被研究者的历史背景、社会条件、工作情况、身体健康状况，以及在这些因素的影响下的心理活动发展和变化的规律。个案法的优点是研究更全面更系统，缺点是研究对象的数量少，缺乏代表性，更适用于少见案例。在美容心理学中常应用个案法进行研究。

4. 测验法 指以心理测验为主要工具，测量个体的心理反应、行为或人格方面的特征，从而分析与其他变量之间关系的方法。在美容心理学的研究中为了解求美者的人格特征和心理过程，需进行有关的测验，如人格测验、情绪评定等，以便更好地掌握求美者的心理状态。

5. 实验法 在控制的条件下，根据研究的目的，有计划地引起或改变被试者的某种心理活动，对所观察到的被试者的多种表现进行分析研究，从而了解其心理活动的规律的方法。实验法又分为实验室实验法与自然实验法，实验室实验法是在人为的条件下，严格控制外界条件而进行的，后者则是在日常生活的情况下，适当控制外在条件而进行的，其实验结果虽不如在实验室中采用各种精密仪器、设备所作的记录精确，但由于它兼具观察法与实验室实验法的优点，因而在心理学研究中仍得到广泛应用。在美容心理学中多采用自然实验法和临床实验法。

···· 目标检测

答案解析

一、单选题

1. 美容心理学是一门（ ）的学科

 A. 独立的 B. 交叉的 C. 新奇的 D. 传统的

2. 下列说法不正确的是（ ）

 A. 美容心理学是美容医学的重要基础学科

 B. 美容医学是美容心理学的重要基础学科

 C. 容貌美具有明显的社会心理特征

 D. 美容心理学与医学心理学既是一种并列关系又是一种从属关系

3. 医学模式也称为（ ）

 A. 医学观念 B. 美容模式 C. 医学模块 D. 美容模块

二、多选题

1. 属于美容心理学研究对象的是（ ）

　　A. 个体容貌对人格形成的影响，以及个体对自身审美的心理学问题

　　B. 容貌缺陷对人的心理影响，以及因容貌问题所导致的各种心理障碍，包括容貌问题引起的神经症和心身疾病

　　C. 容貌美的社会价值，人们对美容的态度，不同文化观念的人的审美心理差异，以及各种流行元素对美容医学的影响等

　　D. 容貌审美的心理学要素，以及美容医学实践中所涉及的审美心理学问题

　　E. 体型、容貌所引起的心理问题的心理评估、心理咨询、心理治疗和心理护理，由心理问题导致的损容性心理疾病的诊断与治疗

2. 属于美容心理学研究方法的是（ ）

　　A. 观察法　　　　　B. 问卷法　　　　　C. 个案法

　　D. 测验法　　　　　E. 实验法

3. 观察法可以分为（ ）

　　A. 自然观察法　　　B. 控制观察法　　　C. 变量观察法

　　D. 环境观察法　　　E. 刻意观察法

三、简答题

1. 简述美容心理学的概念。

2. 美容心理学的研究意义有哪些?

书网融合……

重点小结　　　　习题

第二章 求美者的心理过程与人格

>> 学习目标 //

知识目标：通过本章的学习，应能掌握感觉、知觉、记忆、思维、想象、注意、情绪、人格、动机、能力、气质、性格的概念，感知觉的基本特性，记忆的基本过程及遗忘的规律，注意的品质，情绪的功能，求美者的动机冲突，需要的类型，气质、性格的类型；熟悉心理现象的结构，思维的分类，情绪情感的分类，求美者能力、气质、性格的特点；了解感觉、知觉、记忆、思维、想象、注意、情绪情感的分类，自我意识的概念。

能力目标：能够分析并判断求美者的心理活动及特点；具备较好的知识迁移能力，能根据求美者的人格特点分析其潜在的需要及求美行为。

素质目标：通过本章的学习，养成良好的职业素质和心理素质，提升维护自身和求美者的心理健康的能力。

>> 情境导入 //

情境：十多年来，张阿姨每周都风雨无阻地跑到某家老牌美容院，带上自制的午餐，一聊就是一天。她今年已经56岁，儿子成家后很少陪伴在她身边，"来找熟悉的技师做做美容、养生，不仅仅是为了健康年轻，更是为了找人聊聊天，享受一下被人关心呵护的感觉。"她这样解释自己的"习惯"。像张阿姨这样热衷于跟美容师聊天的顾客，在这家老牌美容院非常多。店里三分之一的女性顾客年龄在50岁以上，大多有着不错的经济实力，儿女多已工作、成家，边养生美容，边话话家常，成了她们一种享受退休生活的特殊方式。

与顾客愉快地聊天，是个技术活。一家知名美容院的内部刊物上写道："成为优秀的美容师并非易事……有的顾客希望到美容院休憩身心，护理中不想被打扰；有的顾客则希望和美容师或顾问交流一些感兴趣的话题，而有的则想获得高度的尊重…… 这就要求美容师或顾问不但要有专业的知识与技能，还得具备一定的心理服务与社交能力。"

思考：1. 你如何理解和描述求美者的心理活动与需求呢？

2. 不同求美者有不同的特点，该如何认识和描述这些人格的差异性呢？

在医学美容过程中，求美者的心理活动及人格特点对医学美容的需求及行为表现有着重要影响，因此，求美者的心理现象和规律，是美容心理学重要的基础内容。本章主要讲解求美者的个体心理现象，包括个体的心理过程及人格。通过对本章知识的学习，能够使大家理解求美者的个体心理活动的基本现象及规律，学会分析并判断求美者的心理活动及特点，为后续的美容心理评估与咨询、人际沟通等内容打下理论基础。

心理学是研究心理现象及其规律的一门科学，其研究对象不仅包括人的心理，也包括动物心理，以人的心理现象为主要研究对象。以心理学的研究视角来定义，个体的心理现象一般分为心理过程和人格两方面（图2-1）。

```
                                   ┌── 认知过程（感觉、知觉、记忆、思维、想象、注意）
                        ┌── 心理过程 ┤── 情绪情感过程
                        │          └── 意志过程
         心理现象 ──────┤
                        │          ┌── 人格倾向性（需要、动机、兴趣、理想、信念、价值观）
                        └── 人格   ┤── 人格心理特征（能力、气质、性格）
                                   └── 自我意识（自我认知、自我体验、自我调控）
```

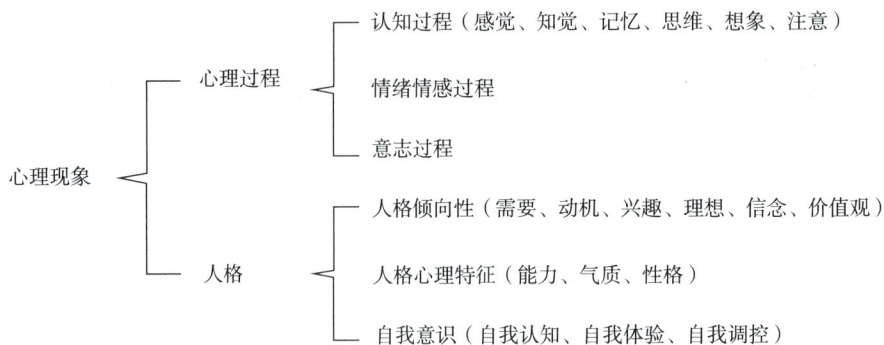

图 2 - 1　心里现象结构图

心理过程包含认知过程、情绪情感过程和意志过程，三者以过程的形式存在，经历发生、发展和结束的不同阶段，主要是涉及人的心理活动的共性部分。如认知过程涉及个体认识世界的过程，包括感觉、知觉、记忆、思维、想象和注意等。人们在认识事物时，还会产生态度体验，如喜怒哀惧的情绪及道德感、美感等情感，这是情绪情感过程。意志过程与个体的行为活动有关，在活动中克服困难，主观、能动改造世界，表现出个体的意志。

心理过程具体到每个人身上的表现各不相同，心理学用人格的概念来描述这种个体差异性，具体包括人格倾向性、人格心理特征和自我意识。人格倾向性是心理活动的动力系统，包括需要、动机、兴趣、理想、信念、价值观等。人格的心理特征则描述人格系统中相对稳定的成分，包括能力、气质和性格 3 个方面。自我意识是人格中的自我调节系统，包含自我认识、自我体验和自我调控 3 个成分。

心理学既研究个体心理活动的共性（心理过程），又研究个体心理活动的差异性（人格），二者相互联系、相互依存，共同构成了心理现象的两个不同方面。

第一节　求美者心理过程

PPT

一、求美者认知过程

认知过程（cognitive process）是指个体获取、处理和应用信息的心理过程。认知过程是对外部世界进行理解和适应的基础，也是人类心理和行为的核心。人通过认知过程来反映客观事物及事物之间的内在联系，包括感觉、知觉，记忆、思维、想象和注意。求美者通过这些认知过程，获得关于人体形象"美"的信息，形成自己的认识，并将其应用到实践中。

（一）感觉和知觉

个体美感的形成和体验受到多种因素的影响，处于认知过程开端的感觉是一个重要影响因素。

1. 感觉

（1）感觉的概念　感觉是人脑对直接作用于感觉器官的客观事物的个别属性的反映。这些感觉器官包括眼睛、耳朵、鼻子、舌头、皮肤和其他感觉器官，当外部刺激（如光、声音、气味、味道、触摸等）作用于感觉器官时，感觉器官会将刺激转化为神经信号，然后通过神经系统传递到大脑中的感觉皮层进行处理和解释，从而形成感觉。感觉是人感受美的基础，对美的感觉通常是以视觉为主。

（2）感觉的分类　根据刺激来源于外部世界还是机体本身，可以将感觉分为外部感觉和内部感觉两大类。

1）外部感觉　指接受机体外部的刺激，反映外界事物的个别属性所形成的感觉，包括视觉、听觉、嗅觉、味觉、皮肤觉等。

2）内部感觉　指接受机体内部的刺激，反映机体的位置、运动和内脏器官状态所形成的感觉，包括运动觉、平衡觉和机体觉。

（3）感受性与感觉阈限　对适宜刺激的感受能力是存在个体差异的，例如同样的细微声音，年轻人可以听到，但是老年人因为出现听力退化而听不到。心理学中用感受性这个概念来描述这种现象，即感觉器官对适宜刺激的感受能力称为感受性，一个人的感受性越高，就意味着他对于外部刺激的感知和反应越为敏感或强烈，感受性的高低可能会受到遗传、环境、生理状态等多种因素的影响。感受性的高低可以用感觉阈限的大小来度量，即能引起感觉的最小刺激量称为感觉阈限，从此可知，感受性和感觉阈限在一定范围内呈反比关系，感觉阈限越低，感受性越高。

存在绝对感受性和差别感受性两种不同的感受性。绝对感受性是指对于某种特定刺激的最低感知能力，如视觉上，人们能够察觉到的最暗的光线强度或最低的光亮度的能力。在理想条件下，人们能够觉察到的最轻微的刺激的程度，这种刚刚能够引发人们感觉的最小刺激即绝对感觉阈限。差别感受性是指人们对于刺激之间的细微差异的感知能力，即人们能够区分出不同刺激之间的最小变化或差异的能力，如在视觉上，差别感受性可以描述为人们感知到两种不同光线强度之间的细小差异的能力。刚刚能够引发人们差别感受的最小刺激量叫作差别阈限。在医学美容工作中，要关注并且理解这种不同的求美者的感受性存在差异的现象。

（4）感觉的现象

1）感觉适应　是指在外界刺激的持续作用下，感受性发生变化的现象。"入芝兰之室，久而不闻其香；入鲍鱼之肆，久而不闻其臭"，就是描述了这种现象。感觉适应是一种神经适应的形式，它使感觉系统能够适应不断变化的外部环境，并保持对重要或新颖刺激的敏感度。感觉适应可以发生在各种感官系统中，包括视觉、听觉、触觉、味觉和嗅觉。各种感觉的适应性差别很大，如嗅觉能很快产生适应，痛觉则通常很难适应。在感觉适应中，视觉的适应比较常见且明显，分为两种：人从明亮的环境到昏暗的环境，开始看不清东西，后来逐渐看清楚，这是视觉的暗适应过程，伴随着视觉感受性的提高；而从昏暗的环境到明亮的环境，一开始感觉光线刺眼，后来逐渐地适应看得清楚了，这是视觉的明适应，伴随着视觉感受性的降低。

2）感觉的后像　是指在刺激物停止作用于感受器后，感觉现象仍短暂保留一段时间的现象。例如，音乐停止后，能感觉到声音仿佛在耳畔回荡；电灯熄灭后，灯的形象还能在眼前短暂保留一会儿。我们看电视和电影，很多就是依靠视觉后像的作用。视觉有正后像和负后像之分，后像的品质与刺激物相同叫作正后像；后像的品质与刺激物相反叫作负后像。如一直盯着图2-2的灯丝2分钟以上，再看昏暗的白色背景，就会发现视野中出现发光的灯泡，这种现象就是负后像。

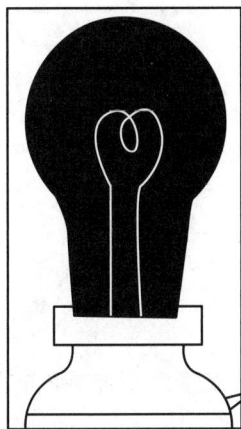

图2-2　感觉后像

3）感觉对比　是指同一感受器接受不同的刺激而使感受性发生变化的现象。例如在视觉领域，"红花还需绿叶衬"，表现为有了绿色的对比，红色会看起来更加鲜艳。而在味觉上，也表现非常明显，当我们吃了糖，再吃苹果，会感觉苹果没平时那么甜。

4）联觉 是指某种感官受到刺激时，出现另一种感官的感受的现象。例如，颜色的色温现象，存在冷暖色调的不同，就是色彩引起了温度觉的联觉现象。联觉也可能表现为听觉、视觉、味觉、触觉等感觉之间的交叉，比如，听到某种声音时会感觉到颜色，或者看到某种颜色时会感觉到味道等，但这是一种相对罕见但很有趣的感知现象。

5）感觉的补偿 是指某感觉的功能丧失后，其他感觉由于不断使用而更加发达的现象。如盲人的听觉和触觉变得更加灵敏，以弥补视觉的缺失。

2. 知觉

（1）知觉的概念 知觉（perception）是人脑对直接作用于感觉器官的客观事物的整体属性的综合反映，即个体选择、组织和解释感觉信息的过程。与直接反映客观事物的个别属性的感觉相比，知觉反映的是客观事物和机体自身的整体经验，往往是多种感觉协同活动的结果。因此，知觉不仅依赖刺激物的物理特性，也依赖个体的态度、知识和经验。例如，审美体验就因个体知识经验和社会文化等因素的不同而存在巨大的差异。

（2）知觉的分类 依据知觉对象的特性，可以把知觉分为空间知觉、时间知觉和运动知觉。

1）空间知觉 是对事物空间特性的反映，包括形状知觉、大小知觉、距离知觉、方位知觉等。

2）时间知觉 是对事物的延续性和顺序性的反映。人可以根据计时器、昼夜的光线变化和四季变化以及人体的生物钟来知觉时间。个体的情绪状态、对事件的态度、身心状况及活动内容的丰富性等可以影响时间知觉的准确性，如患者在住院期间缺乏社会活动，往往会感到"度日如年"。

3）运动知觉 是人对物体在空间位移的知觉，在通常速度下物体产生空间距离上的位移，我们都可以产生物体在运动的知觉，但是物体位移的速度太快或太慢都不产生运动知觉，如光的运动速度过快，时钟上的时针走得太慢，人都难以直接形成运动知觉。

（3）错觉与幻觉

1）错觉 是指在特定条件下对客观事物所产生的某种固有倾向的歪曲知觉。错觉是客观存在的，往往通过主观无法克服，有固定的倾向（图2-3）。错觉具有双重作用，虽然在生活中可能带来不利影响，但我们也可以将错觉的效应加以积极利用，如用于军事伪装，合理设计的士兵迷彩服可以与环境融于一体而不容易被发现；生活中，体型偏胖者穿深色和竖条纹衣服显瘦也是利用错觉的例子。

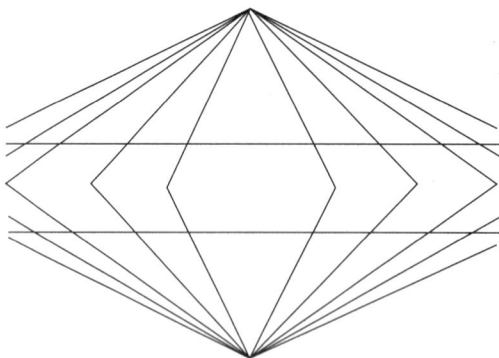

图2-3 错觉

2）幻觉 是指在没有外界刺激作用的情况下，感觉器官产生的虚幻的感知体验。幻觉是完全基于主观的，它与真实的外部环境没有任何联系。例如，视觉幻觉是指在没有任何光线刺激的情况下看到视觉景象，而听觉幻觉是指在没有任何声音刺激的情况下听到声音。幻觉可能是由于精神疾病、药物使用、睡眠不足等原因引起的。

错觉和幻觉虽然在一定程度上都涉及对真实感知的扭曲或错误，但错觉是对真实感知的错误解释，而幻觉是完全虚构的主观感知体验。

（4）知觉的基本特征　知觉的对象是由不同的部分、不同的属性组成的，但我们并不把它感知为个别孤立的部分，而总是把它知觉为一个有组织的整体，知觉的这种特性称为知觉的整体性。图2-4中，按照知觉的整体性，我们能够知觉出立体的正方体。

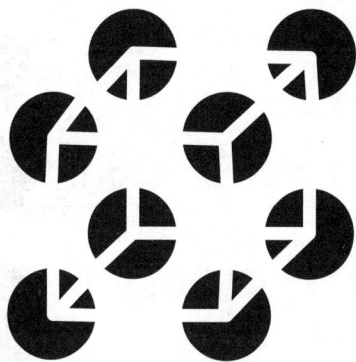

图2-4　知觉的整体性

人们在感知当前事物时，总是根据以往的经验来解释它，使其具有一定的意义，并用词把它标志出来，知觉的这种特性称为知觉的理解性。知觉的经验越丰富，对知觉对象的理解就越深刻、越全面，知觉也就越迅速而准确。例如在医疗领域，一名经验丰富的医生可以根据感知到的患者的症状、体征等，迅速、准确地做出诊断，并制定出正确的治疗方案，因此人们会倾向于选择和信任医术高超经验丰富的老专家，就是知觉的理解性的体现。同样，在医疗美容领域，一个受训良好且经验丰富的美容师对美的知觉和理解也比普通人更完整和深刻。因此，美容师在工作中要多学习、善于总结和积累经验，才能更好地理解满足顾客的需求。此外，语言对人的知觉具有一定的指导作用，比如能在复杂的、不易辨别的情况下，提取人的经验来参与对当前事物的知觉，例如图2-5中，当带着斑点狗的概念进行识别时，更容易发现图片中的狗的形象。因此在工作场景中，美容师也要注意自己语言的内容对求美者知觉美的影响，具体内容将在后续的章节中详细说明。

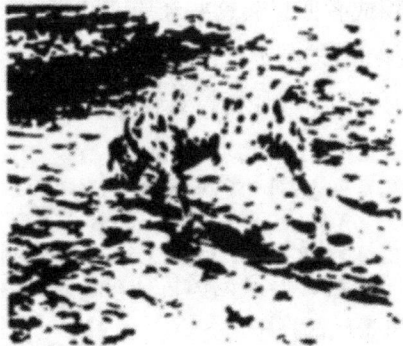

图2-5　知觉的理解性

客观事物是多种多样的，在特定的时间内，人们只能依据自身需要选择某一事物作为知觉对象，而对其他事物只有模糊的反映，这种对外界事物进行选择性知觉的特征，就是知觉的选择性。被选为知觉内容的事物称为对象，其他衬托对象的事物称为背景。知觉选择的对象与主观因素和客观事物的特点有关。例如人们倾向于选择那些与个人的需要、情绪、知识经验等相关的事物作为知觉的对象；此外，对象和背景的差别也有影响，二者差别越大，越容易在背景中区分对象。图2-6中的少女和老妇人的图形，就体现了这种规律。

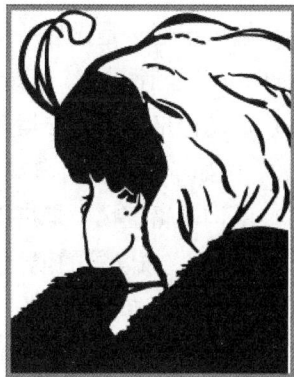

图2-6　知觉的选择性

当知觉对象的客观条件在一定范围内改变时，我们的知觉映象在相当程度上保持着稳定性，即知觉恒常性。例如在视觉领域，随着观察对象在距离、角度、明暗等条件下发生变化，视网膜上的关于事物的形象也会随之变化，但是我们的知觉加工能够按照一定的规律，校正输入的信息，从而使我们形成的主观知觉经验保持一定的稳定性，这种稳定性有助于我们在不同条件下能按照事物的实际面貌反映客观事物，保持相对稳定的知觉，适应瞬息万变的世界。知觉恒常性在视知觉中表现得尤为明显。例如大小恒常性、形状恒常性（图2-7）、明度恒常性和色彩恒常性。

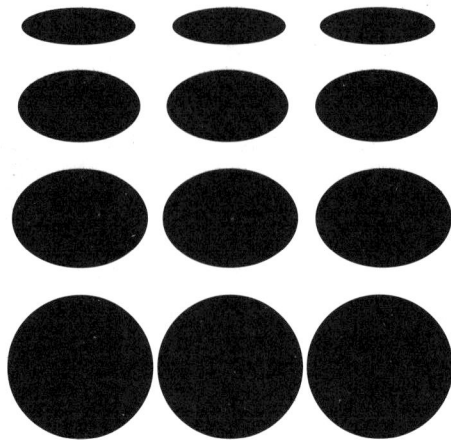

图 2-7 知觉的恒常性

（二）记忆

1. 记忆的概念 记忆（memory）是过去的经验在人脑中的反映，具体来说，是指人们在经历过某种经历或学习过某种知识后，能够在未来的某个时刻重新调用或者回想起这些经历或知识的过程。通过这一过程，人们能不断积累知识经验，所以记忆是一切学习过程的基本条件，没有记忆就无法进行学习。记忆在个体生活中扮演着至关重要的角色，它不仅帮助人们适应环境，处理情感，还是智力和认知功能的基石，为人类文明和社会的发展奠定了基础。

2. 记忆的分类 记忆可以从不同的角度进行分类。

（1）按记忆的内容分类

1）形象记忆 是指以视觉或空间形象的形式存储和回忆的记忆，形象记忆包括对图像、场景、物体等的记忆。例如我们能记得的一张照片或曾经去过的一个风景区的样子。

2）情绪记忆 是指与情绪状态相关联的记忆。情绪记忆可以是积极的，例如与愉快经历相关的记忆；也可以是消极的，例如与痛苦或恐惧经历相关的记忆。

3）运动记忆 是指与运动技能和动作执行相关的记忆。运动记忆包括对动作序列、技能动作等的记忆。例如学会骑自行车或弹奏乐器的技能。

4）语词逻辑记忆 是指以语言、文字或逻辑概念的形式存储和回忆的记忆。语词逻辑记忆包括对单词、句子、概念等的记忆。例如我们能记得的一个词语的定义或一个逻辑推理的过程。

（2）按记忆的时间分类

1）瞬时记忆 是一种短暂的、无意识的记忆形式，它保留了通过感觉器官接收到的信息，如视觉和听觉信息。经典的瞬时记忆模型包括视觉瞬时记忆（图像的直观保持）和听觉瞬时记忆（声音的直观保持）。这些记忆持续的时间非常短暂，在几百毫秒到几秒钟之间。如果这些信息被关注并及时加工，就进入短时记忆，否则就会被遗忘。

2）短时记忆 是能够在短暂时间内存储和操作信息的过程，通常被认为在几秒钟到 1 分钟。它是一种有限容量的存储系统，受到时间和容量的双重限制，经典的理论认为短时记忆的容量只有（7±2）个单位，这个范围内的单位可以是数字、字母、词语，或者其他有意义的单位，而且这个范围可能会受到个体差异、具体任务的特性以及其他因素的影响。短时记忆在瞬时记忆和长时记忆的中间环节，一方面经过加工的信息可以进一步存储在长时记忆；另一方面，存储在长时记忆中的信息也可以重新提取，参与短时记忆中的信息加工过程。

3）长时记忆 是相对较长时间内存储信息的记忆类型，从几分钟到几十年不等。长时记忆存储了过去的经验、知识和技能，并且有着几乎无限的容量。长时记忆的内容可以通过反复学习和加工而加强，并且可以通过提取和回忆来检索。

瞬时记忆、短时记忆和长时记忆系统虽然在信息的保持时间和容量方面存在差别，处在记忆系统的不同加工阶段，但相互之间有着十分密切的联系。如图2-8所示，信息首先进入瞬时记忆，那些引起个体注意的感觉才会进入短时记忆，在短时记忆中存贮的信息经过加工再存储到长时记忆中，而这些保存在长时记忆中的信息在需要时又会被提取到短时记忆中。

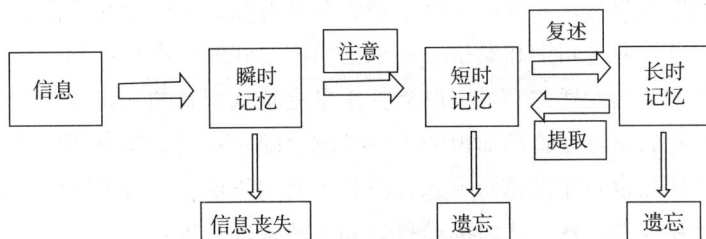

图2-8　记忆信息三级加工模型

3. 记忆的过程　记忆的一般过程分为识记、保持和再现。

（1）识记　识别并且记住事物。从信息加工的观点来看，识记是信息输入和编码的过程。识记是记忆活动的开端，是其他环节的前提和基础。

（2）保持　是将识记获得的知识、经验和技能在头脑中储存、巩固的过程。它是记忆的中间环节。保持是一个动态的过程，在信息被编码识记后，它并不是静止不动地存储在大脑中，而是经历着不断地改变和调整。

（3）再现　是指从记忆中提取已有信息的过程，包括再认和回忆两种形式。识记的信息再次出现时能把它认出来，称为再认；过去经历过的，现在不在眼前的事物能在头脑中重现称为回忆。回忆的记忆效果优于再认，凡能回忆的一定能再认，再认的不一定能回忆。

4. 遗忘　是指识记过的内容不能回忆或再认或者是错误的回忆或再认。遗忘可能发生在不同的阶段，包括记忆的编码、存储或检索过程中。通常，遗忘是一种自然的现象，而其他时候可能是由于疾病、创伤或其他因素引起的。

艾宾浩斯是最早对遗忘现象做出科学系统研究的心理学家，他通过实验绘制了遗忘的曲线（图2-9）并总结了规律：在识记后的短时间内遗忘比较多，随着时间的推移，遗忘就逐渐缓慢下来，最终稳定在一定的水平上，呈现出先快后慢的特点。因此，通过定期的复习和巩固，可以延长记忆的保持时间，减少遗忘；也可根据遗忘曲线的原理，优化学习安排，使复习时间点更有效。

遗忘的进程除了受时间因素的影响，也受记忆材料的性质和数量、学习的程度、记忆者的态度等其他因素的影响。

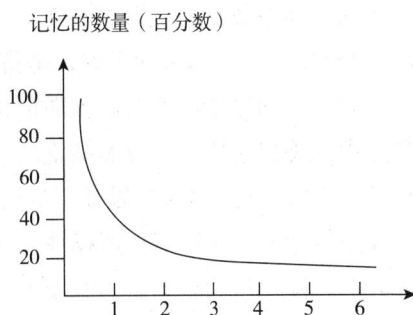

图2-9　艾宾浩斯遗忘曲线

（三）思维

思维（thinking）是人脑对客观事物本质特征和内在规律性联系的间接的、概况的反映，是个体对外界信息进行加工、组织和解释的复杂心理过程，涉及个体的推理、判断、问题解决以及创造性等多个方面，是认知的高级形式。

1. 思维的特征

（1）间接性　指人们通过其他事物为媒介来思维，例如常借助于语言、表象、动作，或一些工具来进行思维。正是因为思维的间接性，个体能够超越直接地感知信息，认识那些没有直接经验到的事物的属性和特征。这种通过媒介进行的思维活动使得个体能够更深入地理解世界，超越单一的感知经验，拓展认知的范围和深度。

（2）概括性　指人们对同一类事物的共同特征或事物间联系的综合。主要表现在两个方面：①思维的作用是通过抽象和概括，反映出一类事物的共性特征，从而使我们能够理解事物的本质和本质规律；②思维的作用也是通过归纳和概括，揭示出事物之间的内在联系和规律性，从而使我们能够理解事物之间的相互关系和演变规律。思维的概括水平受到认识者的知识水平的影响，这意味着思维的深度和广度受到认识者的学习经验和知识积累的影响，随着知识的丰富和发展，思维的概括水平也会不断提高。思维在科学探索和知识建构中起着至关重要的作用，通过思维的活动，人们能够发现和揭示出事物的本质规律和内在联系，从而推动科学知识的发展和进步。

2. 思维的分类

（1）按思维的形式分类　可以分为动作思维、想象思维和抽象思维。

1）动作思维　这是一种在实际动作中进行的思维，以动作、操作、实践为主要特征；解决问题的方式常表现为一边动手操作一边思考。婴幼儿的思维基本就属于动作思维，成年人也会使用，但常受到词汇的调控。动作思维涉及对外界物体和环境的直接感知和操作，通常在解决实际问题或执行具体任务时发挥作用。例如，学习骑自行车、打字等技能就需要动作思维的参与。

2）形象思维　是人们利用头脑中的具体形象（表象）进行的思维。主要通过对感觉的感知和对形象的构想来进行思维活动。形象思维是学龄前儿童的主要思维方式，也是很多艺术家和设计师较多运用的思维方式。形象思维常常在记忆、想象和解决非常规问题等方面发挥作用。例如，通过构思画面来解决一个问题就是形象思维的一种表现。

3）抽象思维　抽象思维是基于概念、符号、判断和推理进行的思维活动。个体的抽象思维在儿童和青少年期逐渐发展，一般直到青年后期才发展出较发达的抽象思维。抽象思维通常在逻辑推理、数学运算、科学研究等领域中发挥作用。例如，进行数学运算或推理时所使用的符号和公式就是抽象思维的表现。

（2）按探索答案的方向不同分类　可以分为聚合思维和发散思维。

1）聚合思维　又称求同思维，是指把问题所提供的各种信息聚合起来，朝着一个方向得出一个共同的正确答案的思维。聚合思维强调整合、归纳和总结信息的能力，通常用于分析问题，从各种信息和观点中提炼出主要的要点和结论。

2）发散思维　又称求异思维，是指从一个目标出发，沿着各种不同途径去思考探求多种答案的思维。发散思维有3个特点：流畅性、变通性和独特性。流畅性指思维敏捷，反应迅速连贯；变通性指思维灵活，随机应变；而独特性是指思维异乎寻常、独特新颖。在发散思维中，人们常常通过联想、想象等方式来产生大量的想法，并且乐于尝试不同的观点和方法，以寻找新的解决方案或发现新的机会。

（3）按思维的创新性程度分类　可以分为常规思维和创造性思维。

1）常规思维　运用已经获得的知识经验，按照现有的方案和程序，采用惯常的方法、固定的模式来解决问题的思维方式。常规思维更注重逻辑性和实用性，通常用于解决已知问题或者处理常见情况。

2）创造性思维　以新异、独创的方式来解决问题的思维。创造性思维更加注重想象力、灵活性和开放性，能够突破传统的思维模式和常规的限制。创造性思维往往涉及大胆的假设、跳跃性的联想和非线性的思维过程，能够产生非传统的、有创意的解决方案。

3. 思维与问题解决 思维是人类处理信息、推理和判断的过程，而问题解决则是一种特定的思维活动，旨在克服困难、达到目标，故思维体现在解决问题的活动中。

（1）解决问题的思维过程 问题解决先后经历4个基本阶段：发现问题、分析问题、提出假设、验证假设。

1）发现问题 是认识到问题的存在，激发解决问题的需求和动机的过程，是问题解决的起点和动力源。在问题发现阶段，主要任务是识别问题的本质，抓住问题的核心。个体是否能够发现问题与其对待活动的态度、兴趣以及已有的知识和经验密切相关。积极的态度和浓厚的兴趣，以及丰富的知识和经验，能够增加发现问题和提出问题的可能性。

2）分析问题 是理解问题的核心与关键，找出它们之间的联系，确定解决问题的方向。在这个阶段，主要任务是收集与问题相关的信息，深入分析主要问题，找出解决问题的有利因素，并克服不利因素。

3）提出假设 是提出解决问题的方案和策略，根据一定的规则、方法和途径来解决问题的过程。这个阶段具有创造性，也是解决问题的关键。假设的提出需要依赖已有的知识和经验，并与前一阶段的问题明确性相联系。

4）验证假设 是通过特定方法确定提出的假设是否符合实际情况和原理。验证假设有两种方式：一种是通过实际活动进行实验；另一种是通过智力活动进行检验。

（2）影响问题解决的心理因素

1）问题表征 问题解决的关键在于理解问题空间，其中包括初始状态和目标状态。个体根据提供的信息形成内部表征，称为问题表征。问题表征的形式和适宜性对问题解决有着重要影响，不同的表征形式会导致不同的结果。举例来说，当解决一个迷宫问题时，对迷宫结构和目标位置的准确理解将直接影响解决问题的效率和准确性。

2）定势 是在过去经验的影响下，看待或解决问题时表现出的倾向性。有时候定势有助于问题解决，但有时候会阻碍问题的解决。例如，如果一个人在解决数学问题时过于执着于某种特定的解题方法，可能会错过其他更有效的解题途径。

3）功能固着 是指当个体看到物体的惯常功用或联系后，很难看出其他新用途。这可能是因为个体受到某种物体通常用途的影响，难以发现其他新用途，从而限制了思维，妨碍了问题的解决。举例来说，人们可能会把锤子局限于敲打的功能，而忽视了它还可以用来撬东西或调整物体位置的其他功能。

4）迁移 是指已获得的知识、经验和技能对学习新知识、技能和解决新问题所产生的影响。迁移可分为正迁移和负迁移，其中正迁移有利于问题解决，而负迁移则会干扰问题解决。例如，学会了解决一个数学方程的方法可能会帮助解决类似形式的其他数学问题，这是正迁移的例子。

5）动机 其性质和强度会影响整个问题解决过程。缺乏适当的动机会导致思维不活跃，无法坚持解决难题。因此，动机是影响问题解决的重要因素。通常情况下，动机强度与问题解决效率之间呈现倒置的U形曲线关系，适度的动机最有利于问题的解决。

6）情绪状态 情绪因素对问题解决也有显著影响。良好的情绪状态有助于提高思维活动的积极性，推动问题解决；相反，不良情绪状态会干扰问题解决过程。例如，在考试时，过度紧张会影响考试效果，而积极的心态则有助于提高解决问题的效率。

（四）想象

1. 想象的概念 想象（imagination）是人脑对已有表象进行加工改造形成新形象的过程，是一种高级、复杂的认知活动。想象的基础是表象。表象分为两类。

（1）记忆表象　是基于过去感知经验的再现，其内容通常是对过去事件、事物或概念的直接重现，具有直观性和概括性的特点。这些表象在个体的记忆中起到存储和提取过去经验的作用，可以帮助个体回忆和理解过去发生的事情。

（2）想象表象　是基于旧有的表象进行改造和重新组合而产生的新形象。这些表象在心理上创造了新的概念、情境或图像，具有形象性和新颖性的特点。想象表象能够超越过去的经验，创造出新的可能性，促进创造性思维和创新行为的发生。

2. 想象的分类　根据想象时有无目的和意识，可分为无意想象和有意想象。

（1）无意想象　指在没有预定目的和自觉控制的情况下发生的想象活动。它可能突然出现，而个体无法完全控制或预测。无意想象通常具有启发性，有助于激发思维和创造力。例如，梦境就是一种无意想象的特殊形式，它们在睡眠状态下发生，常常反映了个体的内在冲突、愿望和情感。

（2）有意想象　指在有预定目的和自觉控制的情况下进行的想象活动。个体在有意想象过程中能够控制想象的方向和内容，因此具有一定的预见性和方向性。有意想象常常被用于各种训练和技术中，例如想象训练、放松训练以及催眠技术等。通过参与有意想象，个体可以达到一定的心理目标，如放松身心、提升自我意识等。有意想象中，根据想象中创造性成分的多少，分为再造想象、创造想象和幻想。

1）再造想象　是指基于个体已有的经验、记忆或感知，重新组合、重塑或再现的想象活动。这种想象通常与现实经验有较强的联系，个体在想象过程中主要是对已有的素材进行重新整合，不涉及较大程度的创造性。

2）创造想象　是指个体通过创造性的方式，创造出新的概念、情境或图像的想象活动。这种想象通常涉及超越已有的知识和经验，个体在想象过程中可能会进行独创性的组合和创新，从而产生全新的想象内容。

3）幻想　是指个体在想象中创造出的与现实相脱离、不现实或不可能发生的想象内容。这种想象通常具有很高的创造性，个体在幻想中可能会构建出完全虚构的情境、角色或事件，与现实世界相去甚远。

（五）注意

1. 注意的概念　注意（attention）是心理活动在特定时间内对特定对象的指向和集中。注意有两个基本特性，指向性和集中性。指向性表明了我们在注意时选择性地反映某些对象，而忽略其他对象，这与注意的核心概念相符。集中性则强调了注意力在所选择对象上的强度或紧张度，这与注意的认知资源分配相关。很多时候，指向性和集中性是彼此联系的，人们在高度集中注意时，注意的指向范围就会缩小，这时候对自己周围的一切事物都可能视而不见，听而不闻。只有达到指向与集中的有机结合，才能使人们更为准确而有效地认识事物。

2. 注意的分类

（1）无意注意　又称为不随意注意，是指在没有预定目标、也不需要主动意志努力的情况下出现的注意。这种注意通常在环境变化时发生，是人类和动物普遍具有的心理现象。人们自然而然地会对强烈、新奇或引人兴趣的事物产生注意的指向和集中。

引发无意注意的原因可分为外在环境刺激和内在环境刺激两类。前者主要是指刺激物本身的特性，是产生无意注意的主要原因；后者则是指个体自身的状态。刺激物的特性：新奇的刺激物更容易引起注意；强烈对比的刺激物也易引发无意注意。当刺激物在强度、形状、大小、颜色和持续时间等方面与其他刺激物或环境明显不同时，更容易引起无意注意；活动或变化的刺激物容易引发无意注意。

个体自身的状态：需要和兴趣；情绪和精神状态；对个体有重要意义的人或事物。

无意注意不仅有助于个体对新奇事物进行定向，从而加深对事物的理解，但也可能会使个体暂时离开当前活动，这既有积极的又有消极的影响。

（2）有意注意　又称为随意注意，是指具有预设目标、需要一定主动意志努力的注意。

有意注意具有两个特点：①注意对象的目的性非常明确；②需要个体进行一定的主动意志努力。

由于有意注意能够主动符合预设的目标和任务，并受到个体自我意识的调节和支配，因此，有意注意的发展水平是个体心理成熟的重要标志，也是个体进一步学习和发展的重要条件。

（3）有意后注意　是指事先设定了目标，但不需要主动意志努力的注意。它是注意的最高形式，同时具备无意注意和有意注意的一些特征。有意后注意一方面与自觉的目标和任务相联系，类似于有意注意；另一方面，不需要主动意志努力，类似于无意注意。有意后注意可以帮助个体在节约心理资源的同时，将注意力集中在有意义、有价值的对象上，从而更好地适应当前任务的需求，有利于完成长期、持续性的任务。

3. 注意的特征

（1）注意的持久性　是指个体对特定对象或任务保持注意的能力及持续的时间。持续高效的注意能力在完成长时间任务时至关重要。成年人一般在有意注意的情况下，能够维持约30分钟的高效注意力。注意的持久性受到多种因素的影响，包括注意对象的特征和个体的主观状态。

（2）注意的广度　是指个体在同一时间内能够清晰地处理的信息量。研究发现，在0.1秒的时间内，成年人能够同时处理多达4~6个毫无关联的对象。注意的广度受到感知对象特征、任务复杂度和个体经验的影响。对于同一知觉任务，注意对象的特征越集中、排列越有规律，个体的注意广度就越大。此外，个体对任务的熟悉程度和知识经验也会影响注意的广度。

（3）注意的分配　是指个体在同一时间内将注意力分配到不同对象上的能力。通过训练，个体可以在实际工作中有效地进行注意的分配。注意的分配需要满足两个条件：①同时进行的活动至少有一种达到了相当熟练的自动化或部分自动化的程度；②同时进行的活动之间必须存在内在联系。

（4）注意的转移　是指根据新的任务，主动将注意力从一个对象转移到另一个对象的现象。注意的转移是一种主动且有目的的行为，是根据任务需求进行的。它与注意的分散不同，后者是指注意力不经意地离开当前的对象，而转移到其他对象上。

注意的品质与人们的学习、工作和生活有着密切的联系，可以通过实际生活中有意识地训练得到改善和提高。

知识链接

信息茧房效应

信息茧房效应是一个社会心理学现象，是指人们在互联网上由于算法推荐系统的影响，趋向于只接触到与自己现有观点和兴趣一致的信息，从而形成一个信息上的"茧房"。这种现象可能导致个体视野狭窄，缺乏对不同观点的理解和包容，进而加剧社会分化和极化。长期处于信息茧房中，个体可能会变得对外界信息不敏感，难以接受新观点，甚至可能在认知上形成偏见。

信息茧房效应的影响是多方面的。它不仅限制了个体获取新知识和不同观点的机会，还可能影响人们的决策过程和社会互动。在社会层面，它可能导致社会分裂，减少公共领域的共识。

我们应该如何应对信息茧房效应呢？①拓展多元化信息来源，主动寻找和订阅来自不同背景和观点的信息源，以确保接触到多样化的信息；②培养批判性思维，对所接收的信息进行分析和质疑，避免盲目接受；③调整社交媒体和新闻应用的设置，减少算法推荐的影响，增加编辑推荐或随机内容的接触；④拓展社交互动范围，与不同背景的人进行交流，参与多元化的社交活动，以拓宽视野和理解。结合医学美容，个体对美的追求也要客观全面，避免盲目追求流行。

二、求美者情绪情感过程

在没有情绪或情感影响的情况下进行的思考、判断和决策过程被称作冷认知，这种认知更注重理性、客观、逻辑分析，与情绪较少相关。但在实际的生活中，我们不仅会对外部世界进行冷认知，更常见的是我们会在情绪或情感的影响下进行思考、判断和决策，也就是热认知，这种认知更加情绪化、主观化，情感经验对其产生影响。热认知更多地涉及情感、动机、欲望等因素，可能导致决策的偏差或情绪化的反应。

（一）概述

1. 情绪和情感的概念 情绪（emotion）和情感（feeling）是人对于客观事物能否符合自身的需要而产生的主观体验。符合人的需求的事物，就会引起积极、肯定的体验，如喜悦、快乐、热爱等；反之就会引起消极的体验，如愤怒、悲伤、憎恨等。

情绪与情感有区别也有联系。情绪通常指一种较为短暂、较为强烈的心理状态，它们是对于内外部刺激的生理和心理反应。情绪可能涉及生理变化（如心率加快、肌肉紧张）、主观体验（如恐惧、愤怒、喜悦）以及行为表现（如躲避、攻击、微笑等）。情绪往往是以相对固定的模式来表现的，且通常具有一定的生物学基础。情感通常指更为持久、更为主观的心理体验，它们是对于个体所处情境的主观评价和反应。情感可能不如情绪那样具有强烈的生理基础，更多地受到认知、文化、社会因素的影响。情感可能是对情绪经验的解释和评价，也可能与记忆、信念、期望等因素相互作用而产生。情绪和情感之间也存在着密切的关联和相互影响，个体的情感体验可能受到情绪的影响，而情绪的产生和表达也可能受到个体的情感状态的影响，它们相互交织、相互影响，共同构成了个体的心理体验和行为表现。

2. 情绪的功能

（1）适应功能 情绪能够帮助机体做出与环境相适应的行为反应，从而有利于个体的生存和发展。达尔文提出应该从种系进化和个体发展的角度认识情绪的适应功能，认为情绪是进化的产物，对人类的生存起重要作用，尤其是在远古时期人类面对自然界的生存挑战时。例如：恐惧可以使个体保持警觉，远离危险；愤怒可以使个体奋起反抗，保护自我；适度抑郁可以让个体暂时停下脚步，自我审视，积累经验更好应对生活中的困难。此外，面部表情在人类进化过程中也有非常重要的适应价值。如婴儿在习得语言之前，主要是靠表情来传递信息，抚养者也正是通过婴儿的诸如哭泣、微笑、厌恶的表情来感知和满足他们的需要，从而使婴儿更好地生存下去。

（2）动机功能 情绪是动机系统的基本组成成分，能够激发和维持个体的行为，并影响行为方式和效率。情绪的动机功能常体现在两方面。

1）情绪是一种重要的学习动机，所谓"兴趣是最好的老师""知之者不如好之者，好之者不如乐之者"，兴趣和好奇心能够激发学习者积极学习的意愿，是取得良好学习成绩的重要因素。

2）情绪是一种重要的道德动机，人们依据一定的道德标准评价自己或他人的行为和思想时所产生的复合情绪即道德情绪，如共情、感激等道德情绪能够激发个体的亲社会行为，使个体更倾向于帮助他人，尴尬和羞耻感等道德情绪在某种程度上也能避免个体发生犯罪、酗酒等不良行为。

（3）组织功能 情绪具有组织功能，会对注意、记忆、思维和决策等其他心理活动产生重要影响。如在对教师充满崇拜和感激，听课心情愉快的情绪状态下，学习效率一般较高，从而把这门科目学得非常扎实。相反，消极情绪往往起破坏、瓦解或阻断的作用，常见的如考前焦虑、考场上过度紧张，会破坏我们的正常思路，影响记忆，最终容易导致考试失利。然而，情绪对认知的影响并没有这么简单，不同强度、不同性质的情绪影响并不相同。例如，适度的焦虑反而能激发我们的潜力，使头脑更灵活，从而可能在考场上超水平发挥。也有研究表明，消极情绪可以提高个体记忆的准确性，减少错误记忆发生的可能性。

（4）信号功能 情绪在人际间具有传递信息，沟通思想的功能。通过对表情的观察，我们能更好地了解对方的行为及意图；在理解他人的情绪时，尽管我们没有经历过他人相同的事件，但是可以通过情感共鸣不经意模仿对方的表情，帮助我们更好地体验对方的感受。情绪可以传递人际关系信息，有研究者发现，微笑的频率影响他人对个体亲善度和吸引力的评价。例如，当你跟心仪对象表白时，真诚的微笑比面无表情的冷脸更能提升成功的概率。

（二）情绪的分类

从生物进化的角度看，人的情绪可以分为基本情绪和复合情绪。

1. 基本情绪 是跨文化的、具有生物学基础的情绪，它们是人类生物进化的产物。经典的基本情绪包括快乐、悲伤、愤怒、恐惧、厌恶和惊讶等。快乐是个体所盼望的目标达到，或紧张解除后所带来的情绪体验。快乐的程度受愿望满足的意外程度影响，越出乎意料，个体就越快乐。悲伤是个体的愿望不能得到实现和满足或者自己原本拥有的重要价值的事物丧失时所引起的情绪体验，悲伤的程度受到失去事物的价值大小的影响。愤怒是个体由于目的和愿望不能达到或一再受挫时引发的情绪体验，个体对愿望达成的难度评估决定了愤怒的程度，越是容易达成的愿望受阻，产生的愤怒情绪越强烈。恐惧是由于个体面临危险的情境，或预感到某种潜在的威胁，但缺乏处理或摆脱的能力时所产生的情绪体验。恐惧与人们的认知评价有关，所谓"无知者无畏""初生牛犊不怕虎"，说的也是这种状态。厌恶是由令人不愉悦、反感的事物诱发的情绪，例如面对腐败的食物或者违反道德的行为常会引发厌恶。惊讶与个体的期待或信念相关，如果外部的情境和事物不符合个体的期待或信念，常会引发个体的惊讶情绪。

2. 复合情绪 则是由基本情绪组合而成的情绪状态，它们可能是更为复杂和多样化的情感体验，由多种基本情绪交织而成。例如，焦虑可能是恐惧和担忧的复合，而羞愧可能是悲伤和尴尬的组合。

（三）情绪状态

情绪状态是指在某种事件或情境的影响下，在一定时间内所产生的某种情绪，其中典型的有心境、激情和应激3种类型。

1. 心境 是比较微弱又持久的一种情绪状态。通俗地说就是心情。心境具有弥散性特点，它不是指关于某一事物的特定体验，而是以同样的态度体验对待一切事物。与短暂的情绪状态不同，心境更倾向于持续一段时间，可能是几个小时、几天甚至更长的时间。它可以受到多种因素的影响，包括个体的生活经历、环境因素、社会关系等。例如当人心情愉悦时，喜笑颜开，看什么都是美好的；当人心情不佳时，神色沮丧，看什么都心烦。心境产生的原因是多种多样的，生活中的顺境和逆境、工作中的成功与失败、人们之间的关系是否融洽、个人的健康状况和自然环境的变化等，都可能成为引起某种心境的原因。

2. 激情 是一种强烈的、爆发性的、为时短促的情绪状态。它可以是积极的，也可以是消极的，通常是由对个体有重大意义的事件所引发的。重大的成功之后的狂喜、惨遭失败之后的绝望和亲人突然死亡引起的极度悲痛等，都是激情状态。

激情爆发时大多有明显的生理反应和外部表现。例如狂喜时手舞足蹈，大怒时暴跳如雷，悲痛时哭得死去活来，恐怖时四肢颤抖、面色苍白等。

3. 应激　是个体对出乎意料的紧急事件做出的适应性反应所伴随的情绪状态。人在应激状态下，会引起机体的一系列生理性反应，如肌肉紧张程度，血压、心率、呼吸及腺体活动都会发生明显的变化。这些变化有助于适应急剧变化的环境刺激，维护机体的正常功能。

出现应激状态时，有的人急中生智，当机立断，集中全部精力应付突变，从而化险为夷；而有些人则张皇失措，目瞪口呆，手足无措；有些人多余动作增多，出现一些盲目重复的无效活动。这些差异可能受到个体对情境的认知评价、应对能力以及个性等因素的影响。

（四）情绪的成分

情绪包含认知体验层面的主观体验、生理反应层面的生理唤醒以及行为反应层面的外部表现，一个完整的情绪过程，是在这 3 个层面共同活动的结果。

1. 主观体验　是个体对不同情绪状态的自我感受。如与好友聚会时，感到喜悦快乐；在考试失利时，感到沮丧失意；在面临重大考试时，感到紧张不安；在与恋人分手后，感到失落痛苦。主观体验与个体的需要联系紧密，取决于客观事物能否符合自身需求及由此产生的评价，如同样是面临重大考试，如果准备不充分，可能会体验到焦虑，甚至恐惧；但如果已经充分准备而十拿九稳，可能反而会体验到跃跃欲试充满期待。情绪的主观体验与外部反应存在着关联，主观体验常引起相应面部表情，而面部表情也能引起相应的主观体验。

2. 生理唤醒　是伴随情绪反应产生的生理反应和变化，与广泛的神经系统相关。如中枢神经系统的额叶皮层、脑干、杏仁核，以及自主神经系统、内分泌系统。任何一种情绪都伴随着一定程度的生理唤醒。如恐惧时心跳加速，害羞时面红耳赤，愤怒时怒发冲冠、浑身发抖，激动时血压升高。不同情绪的生理反应模式通常是不一样的。

3. 外部表现　主要包括面部表情、姿势表情和语调表情，统称为表情。面部表情是面部肌肉变化的模式化反应，主要包含眼部肌肉、颜面肌肉和嘴部肌肉的变化。如高兴时额眉平展，下眼睑及面颊上提，嘴角上翘；愤怒时，眉头下压皱眉，眼睑试图睁大怒目而视，咬紧牙关，面部发红。姿势表情分为身体表情和手势表情。不同情绪状态下，身体姿势会发生不同变化，如沮丧时垂头丧气，抵抗防御时双臂抱胸。手势表情指用手部动作变化传达的情绪信息，如双手一摊表示无可奈何，手舞足蹈表示喜悦快乐。语调表情是通过言语的声调、节奏和速度等方面变化来表达的情绪信息，如高兴时语调高昂、语速快；痛苦时语调低沉、语速慢。

（五）情绪与健康

情绪对个体的心理和生理健康都有深远的影响。首先，情绪是我们心理状态的重要组成部分，对于我们的认知、行为和心理过程起着重要作用。积极的情绪，如喜悦、乐观等，有助于促进心理健康，提高抗挫折的能力。相反，消极的情绪，如焦虑、抑郁、愤怒等，可能导致心理问题，甚至影响身体健康。

1. 情绪与生理反应密切相关　我们的情绪状态可以直接影响自主神经和内分泌系统，导致生理反应的变化。例如，情绪紧张和焦虑可能引起心率加快、呼吸急促、肌肉紧张等生理反应，长期积累可能导致心血管疾病、免疫系统功能下降等健康问题。

2. 情绪与免疫功能密切相关　研究表明，积极的情绪有助于增强免疫系统功能，提高身体对抗疾病的能力，而消极的情绪则可能导致免疫系统功能受损，增加患病的风险。

综上所述，情绪与健康的关系是复杂而多面的。了解情绪如何影响健康，以及如何调节情绪以维护健康，对于个体的身心健康至关重要。因此，我们应该重视情绪管理，培养积极的情绪态度，通过健康的生活方式、心理健康教育和心理治疗等手段来调节情绪，从而达到身心健康的目标。

（六）情绪的调节

情绪的调节是维护身心健康的重要一环，有许多方法可以帮助个体有效地管理和调节情绪，简要介绍其中集中最常用的情绪调节方法。

1. 问题解决和积极应对　积极面对问题，采取解决问题的行动，增强个体的控制感和应对能力，有助于减轻情绪压力和焦虑。

2. 情绪表达　通过诉说、书写、绘画等方式表达自己的情绪，有助于释放情绪、缓解压力，并促进情绪的自我认知和理解。

3. 运动和体育锻炼　适度的运动可以释放身体的紧张情绪，促进大脑中的神经递质释放，提升心理健康和情绪状态。

4. 健康的生活方式　保持良好的生活习惯，包括充足的睡眠、健康饮食、适度的休息和放松，对于维护身心健康和情绪平衡至关重要。

5. 社会支持和交流　与家人、朋友或专业人士交流，分享自己的感受和情绪，获得支持和理解，有助于减轻情绪负担，增强应对能力。

6. 深呼吸和放松技巧　深呼吸、渐进性肌肉放松、冥想和正念练习等技巧可以帮助降低身体紧张度，减缓呼吸和心率，从而缓解情绪压力。

7. 寻求专业帮助　在需要时，寻求心理咨询或心理治疗师的帮助，接受专业的心理辅导和支持，有助于有效地处理情绪问题和提升心理健康水平。

（七）情绪与美容

情绪与美容联系紧密，体现为情绪状态影响皮肤健康，情绪与容貌息息相关，以及情绪会对体重管理产生影响。

1. 情绪状态影响皮肤健康　情绪状态对皮肤健康有着直接的影响。例如，长期处于高度紧张、焦虑或抑郁状态下的个体可能会出现皮肤问题，如湿疹、过敏、痤疮等。这是因为情绪压力会引发身体释放应激激素，如皮质醇，从而导致皮肤的炎症反应增加，影响皮肤的健康状况。

此外，情绪问题还可能导致个体改变生活方式，如饮食习惯、睡眠质量等，进而影响皮肤的健康。例如，情绪低落的人可能会倾向于摄入高糖、高脂肪的食物，这些食物可能引发炎症反应，加重皮肤问题。

2. 情绪与容貌息息相关　情绪状态对容貌有着直接和间接的影响。积极的情绪状态会使面部表情更加愉悦、轻松，表现出更加年轻、活力的外貌。相反，消极的情绪可能会导致面部表情紧张、皱纹增加，表现出疲惫、沮丧的外观。

此外，长期的负面情绪可能会加速皮肤衰老过程，影响肌肤的弹性和光泽。而积极的情绪状态则有助于减缓皮肤衰老速度，保持肌肤的健康和年轻。

3. 情绪对体重的影响　情绪状态对个体的饮食习惯和体重管理有着重要影响。负面情绪，如焦虑、抑郁、压力等，可能导致个体采用情绪性进食的方式来应对情绪压力，增加对高糖、高脂肪食物的摄入，从而导致体重增加和肥胖问题。

此外，负面情绪还可能影响个体的代谢功能和消化系统，影响能量代谢和脂肪存储，进一步加重体重管理的困难。

情绪与美容之间存在着紧密的联系。良好的情绪状态有助于保持皮肤健康、促进面部容貌的年轻活力，并对体重管理起到积极的作用。因此，维护良好的情绪状态对于实现健康美容效果至关重要。

知识链接

负面偏见 e 微课

负面偏见（negativity bias），也被称为"消极偏见"，是指人们倾向于更多地关注、记忆和反应于消极信息，而非积极信息。这种偏好可能根植于我们的进化历史，因为对潜在威胁的敏感性对于生存和繁衍至关重要。在古代环境中，能够迅速识别和响应危险信号的个体更有可能生存下来，这种倾向随着时间的推移被自然选择所强化。

在现代社会，负面偏见在多个层面上影响着我们。例如，在新闻报道中，负面新闻往往更能吸引人们的注意力，因为它们触发了我们对紧急情况的本能反应。社交媒体上，负面内容往往更容易引起强烈的情绪反应和分享，从而获得更广泛的传播。此外，负面偏见也影响着我们对他人的看法，我们往往对他人的负面行为记忆犹新，而对他们的积极行为则相对容易忘记。

负面偏见的存在并不意味着我们无法欣赏积极的事物，但它确实表明，我们需要有意识地努力去平衡我们对信息的关注，以避免陷入过度消极的思维模式。通过积极寻找和关注正面信息，我们可以对抗这种偏见，从而维持更加平衡和乐观的心态。

三、求美者意志过程

（一）意志概述

意志（will）是人自觉地确定目的，并根据目的支配和调节行动，克服困难从而实现预定目的的心理过程。意志是人类特有的心理现象，是人类意识能动性的集中表现。意志总是和人的行动相联系，并对人的行动起着调节和控制作用。

（二）意志的特征

1. 有明确目的 意志的第一个特征在于其目的性。这意味着我们能够自觉地设定目标，并努力实现这些目标。举例来说，当一个人下定决心要减肥时，他会明确地设定一个目标体重，并采取一系列措施来实现这个目标，比如控制饮食、增加运动量等。在这个过程中，他的行动是有目的的，他意识到自己的目标是减肥，因此会相应地调节自己的行为。意志的目的性意味着在进行任何行动之前，个体都能意识到行动的目的，并能够以观念的形式在大脑中存在。这种明确的目的性使得个体能够有目的地调节和支配自己的行为，与动物不同，人的行动不仅仅是出于本能或者反射，而是基于特定目的的有意识的行为。

2. 与克服困难相联系 克服困难是意志的核心价值所在。意志力的体现在于面对困难时的坚持和努力。例如一名大学生面对一门难度很大的考试，为了取得好成绩，他需要付出大量的努力和时间来学习和复习。在备考期间，他可能会遇到各种困难，比如时间压力和理解难度大等。然而，他通过不懈的努力和坚持克服了这些困难，最终取得了优异的成绩。个体通过克服这些困难来实现他们的目标，这个过程本身就是意志的体现。一个人能够克服的困难越大，就表明他们的意志越坚强。因此，克服困难的能力是衡量意志强弱的重要标志之一。

3. 以随意动作为基础 意志行动的基础是随意动作。人的行动是由动作组成的，其中有一部分是随意动作，即受意志支配的、由有意识的目的驱动的动作。这些动作是通过有目的地练习形成的，能够受到个体意志的调节和控制。随意动作的存在使得个体能够实现他们的意志，从而实现特定的目标。

（三）意志的品质

良好的意志品质是克服困难，完成各种活动的重要条件，是一个人奋发前进的内部动力，对个体的发展和成功起着至关重要的作用，主要分为 4 个方面。

1. 自觉性　指的是个体对自己的目标和行动有清晰地认识，并能够自觉地朝着这些目标努力。举例来说，一个想要减肥的人意识到自己的目标是减掉体重并保持健康的生活方式。为了实现这个目标，他制订了每天锻炼和健康饮食的计划，并且自觉地遵守着这些计划，不断朝着目标前进。

2. 果断性　表示个体能够在面对抉择时迅速作出决定，并且坚定地实施这些决定。例如，一个即将毕业的学生面临着选择就业还是继续深造的问题。经过深思熟虑后，他果断地决定先工作几年积累经验，再考虑是否继续深造，而不是优柔寡断地拖延决定。

3. 坚韧性　意味着个体能够在面对困难和挑战时保持毅力和持久力，坚定地追求目标。举例来说，一个正在备战考试的学生遇到了很多困难和挫折，但他坚持每天都进行复习和练习，不断克服困难，最终成功地通过了考试。

4. 自制性　表示个体能够自我约束，控制自己的情绪和行为，以适应不同的情境和要求。例如，一个有目标的人可能会面临着很多诱惑，比如放弃锻炼或者吃不健康的食物。但他有足够的自制力，能够克制住自己的冲动，坚持健康的生活方式，以实现自己的健康目标。

第二节　求美者人格

PPT

一、人格概述

（一）人格的概念

人格（personality）这个词源自拉丁文中的"persona"，最初是指戏剧中演员所戴的面具，不同面具用以区分不同的角色及其心理特征。心理学上沿用了这个含义，我们可以将每个人想象成在人生舞台上扮演多种社会关系角色的演员，每一个角色都有其特定的规范和要求，这些角色之间既有共性又有独特之处。因此，人格被定义为一个人整体的精神面貌，即具有不同遗传素质的个体在不同的社会环境中形成的，具有一定倾向的、比较稳定的心理特征的总和。这些特征相对稳定，并在一定程度上展现了人与人之间的差异。

（二）人格的结构

人格的结构包含人格心理特征、人格倾向性和自我意识 3 个成分。

1. 人格心理特征　是指一个人身上经常表现出来的稳定的心理特点，影响着个人活动的风格和效能。它是人格结构中比较稳定的成分，主要包括气质、性格和能力。

2. 人格倾向性　是指个体进行活动的基本动力，是人格结构中最活跃的因素。它决定着人对现实的态度，决定着个体行为的积极性，由需要、动机、兴趣、理想、信念和世界观等构成。

人格倾向和人格心理特征是人格结构的两个重要组成部分，它们相互联系，相互影响。

3. 自我意识　是指个体对自己的认知和意识，包括对自己存在、特征、感受和行为的认知。自我意识使个体能够意识到自己是一个独立的个体，能够反思自己的内在状态和外部行为，以及与他人和环境的关系。自我意识是人格的一个重要成分，它反映了个体对自己的认知和理解，影响着个体的行为和心理状态。

（三）人格的特征

1. 整体性 人格被看作一个有组织的整体，包含多层次、多维度、多侧面和多水平的特征，形成了一个复杂而完整的结构。这种内在的统一性使得个体的内心世界、动机和行为能够保持和谐一致。此外，个体的各种心理特征在人格的整体性中得到了充分的意义，通过与其他人格心理特征的交互，彼此相互影响。

2. 独特性与共同性 人格表现为个体特有的、独特的心理特征。在世界上，不存在两个完全相同的人格。尽管每个人格都具有独特性，但这并不排斥人们之间的共性。共性涵盖了人类共同的心理特点，包括民族和地域方面的共同特征。

3. 稳定性与可变性 人格的稳定性指的是个体在生活中持续表现出的心理倾向和特点。这种稳定性使得人格能够区别于其他人，但并非永恒不变。人格具有一定的可塑性，它会随着现实生活的复杂性和多样性而发生或多或少的变化。因此，人格既具有稳定性又具有可变性。

4. 生物性与社会性 人格形成和发展受到生物因素和社会因素的共同影响。个体既是生物实体，又是社会实体。生物属性为人格的形成提供了基础，影响着人格发展的路径和方式。然而，最终决定人格的因素是社会因素，包括社会生活条件和人际关系。因此，人格的塑造不仅受到个体的生物属性制约，也受到社会环境和社会交往的影响。

（四）人格发展的影响因素

塑造和培养良好的人格是个体成长和发展的关键。现代心理学研究发现，人格的发展受遗传因素和环境因素交互影响。

1. 生物遗传因素 遗传因素在个体的人格发展中起着基础性作用。遗传基因决定了个体的生理特征和一部分心理特征，例如智力倾向、情绪稳定性等。通过双生子研究可以发现，即使在不同的成长环境下，同卵双生子之间的人格特征相似度更高，这进一步强调了遗传因素对人格的影响。

2. 家庭环境因素 家庭环境对人格的形成和发展具有重要影响。父母的爱抚方式、教养方式以及家庭氛围都会塑造儿童的人格特征。例如，父母的温暖关怀和积极的亲子互动有助于培养孩子的情感稳定性和社交能力。

3. 学校教育因素 学校教育是个体人格发展的重要环境之一。教师的教学风格、班级氛围以及同学间的互动都会影响学生的人格特征。例如，民主型的教育方式有助于培养学生的自主性和合作性格。

4. 社会环境因素 社会文化是个体人格发展的广泛背景和重要影响因素。不同文化背景下，人们对人格特征的理解和评价会有所不同。社会文化要求和职业要求也会对个体人格发展产生影响。例如，某些文化注重个体的独立性和竞争性格，而另一些文化则注重集体主义和合作性格。

二、人格心理特征

人格心理特征是在心理过程中表现出的比较稳定的心理品质。主要包含能力、气质和性格。

（一）能力

1. 能力的概念 能力是直接影响人的活动效率，决定活动能否顺利完成的个性心理特征。

2. 能力的分类 根据不同的理论，可以将能力划分为不同的类型，以下是常见的两种分类方式。

（1）一般能力与特殊能力 根据能力的倾向性和应用范围，我们将能力分为一般能力与特殊能力。

1）一般能力 是指在多种基本活动中通用的、普遍存在的能力。这些能力在各种情境下都至关重要，且是个体适应环境、解决问题的基础。典型的一般能力包括观察力、记忆力、想象力、逻辑推理能力、创造力等。其中，逻辑推理能力和创造力被认为是一般能力的核心。一般能力的整体表现通常被称为智力。

2）特殊能力　是指在特定领域或活动中表现出的能力。这些能力与个体的特殊兴趣、训练和经验密切相关，通常受到特定活动性质的制约。例如，数学能力、音乐能力、绘画能力、运动技能等都属于特殊能力。每一种特殊能力都由一系列心理品质共同构成，这些品质在特定领域的表现被认为是该特殊能力的体现。例如，文学家需要敏锐的观察力、创造想象力和精准的语言表达能力，而画家则需要辨色能力、形象记忆力等。

（2）液体能力和晶体能力　根据能力在个体一生中的发展趋势以及与先天禀赋、后天社会文化因素的关系，可以将能力分为液体能力和晶体能力。

1）液体能力　受到先天遗传因素影响较大，而后天文化教育和知识经验的影响相对较小。液体能力主要包括对新奇事物的快速辨认、记忆、理解等能力，属于人类的基本认知能力之一。研究发现，液体能力并非固定不变，而是随着个体发展和成熟而变化。一般来说，在青少年时期，液体能力的发展较为迅速，随后在成年后期逐渐趋于稳定。一些研究还表明，一些液体能力可能会受到认知老化的影响而稍微下降，特别是在一些特定的认知领域，如处理速度和工作记忆等方面。

2）晶体能力　受后天文化教育和知识经验的影响较大，主要表现在个体运用已有的知识和技能去学习新知识或解决问题的能力上。晶体能力与教育、环境的影响密切相关，与个体的知识水平有直接关系。晶体能力在个体的整个生命周期中都在持续发展，但在成年早期后晶体能力的发展速度会逐渐减缓，保持至个体的晚年。

3. 发展趋势与个体差异

（1）能力发展的一般趋势　在人的一生中，智力发展的趋势通常呈现以下特点。

在儿童期（12岁以前），智力呈现出直线发展的趋势，即智力的增长与年龄的增长几乎是同步的。这个阶段，儿童的认知和学习能力在快速发展，他们通过学习、探索和体验不断积累知识和技能。随着年龄的增长，智力发展逐渐趋于缓慢。在青少年时期和青年期早期（大约20岁），人的智力发展达到顶峰，表现为认知功能的成熟和稳定。在这个阶段，个体能够运用已有的知识和技能去解决问题，学习新的知识和技能。从35岁左右开始，智力开始呈现缓慢的下降趋势。这个过程可能是逐渐的，但在60岁之后可能会加速。尽管如此，智力的衰退并不是普遍现象，个体之间存在着很大的差异。一些人在晚年仍然保持着较高水平的智力功能，而另一些人可能会出现智力衰退的迹象。

总体而言，智力发展的一般趋势是在早期迅速发展，达到顶峰后趋于稳定，然后在晚年开始逐渐下降。然而，个体之间存在着较大的差异性，因此这种趋势并不适用于所有人。同时，智力发展还受到环境、遗传、生活经历等多种因素的影响。

（2）能力发展的个体差异

1）发展水平的差异　个体之间的能力水平存在着差异。通常情况下，人群的能力水平呈现正态分布，大多数人的能力水平集中在中间水平，而高低端的人数相对较少。以智力为例，超过120分的智商被称为智力超常或天才，而低于70分的智商则被认为是智力低下或智力发育迟缓。这种差异不仅在智力领域存在，在其他能力领域也有类似表现。

2）能力类型的差异　个体在感知、记忆和思维过程中常常展现出不同的认知风格。例如，在思维方面，有些人更偏向于形象思维，倾向于利用具体的图像和感觉处理信息；而另一些人则更偏向于抽象思维，更善于处理符号化的概念和思想。这种差异影响着个体在各个领域的表现和学习方式。

3）表现时间的差异　个体的能力表现在时间上存在早晚差异。有些人在年幼时期就显现出卓越的才华，如早熟的作家、音乐家或画家；而另一些人可能在成年甚至中年才展现出突出的能力，这种现象被称为"大器晚成"。不过，大多数人的能力突出表现通常在中年阶段，如科学家们在 35 岁左右达到发明创造的巅峰。

能力的这些个体差异性受到遗传、环境、教育和个体经历等多种因素的影响，并在整个人类群体中展现出多样性和复杂性。

（二）气质

1. 气质的概念 气质（temperament）指的是个体在心理活动方面的典型、稳定特征，类似于我们常说的"秉性"或"脾气"。它反映了个体在情感、意志和认知等方面的表现。这包括了心理过程的强度（例如情绪的强度、意志的坚定程度）、速度（例如思维的敏捷程度、反应的迅速性）以及稳定性（例如情绪的稳定性、思维的一致性）等方面的特征。例如，一个易怒的人可能在各种情境下都难以控制自己的情绪。

气质主要受到个体的先天生物学因素的影响，因此在人格结构中扮演着重要角色。它赋予了个体活动的个人色彩和独特性。在日常生活中，我们可以观察到不同人表现出的不同气质特征。有些人可能表现得活泼好动、反应灵活，而另一些人可能更倾向于安静沉稳、反应较为缓慢。这些差异反映了个体在气质上的多样性和复杂性。

2. 气质的分类 气质这一概念最早由古希腊医生希波克拉底提出，并在后来由古罗马医生盖伦进一步发展。他们认为，人的气质差异是由体液配比的不同造成的，分为多血质、胆汁质、黏液质和抑郁质四种类型。虽然现代生理学已证明了体液说的不科学性，但这一分类却仍在心理学中被广泛接受和应用。

（1）胆汁质 胆汁质的人性格热情直率，精力旺盛，但脾气易暴躁，冲动。他们反应迅速，情绪表达强烈，外向性明显。在适当的教育下，他们也能具备坚韧、主动和创造性等良好品质。

（2）多血质 多血质的人活泼好动，对周围事物充满兴趣。他们行动迅速，灵活适应，善于交际。情绪易变，表情生动，言语表达能力强。在良好环境下，他们可培养出高度的集体主义情感和积极的学习、工作态度。

（3）黏液质 黏液质的人反应较慢，动作缓慢，沉默寡言，但稳重沉着，具有实干精神和克制忍耐力。他们不易情绪外露，行为内向。在良好教育下，他们容易形成勤奋、踏实、坚毅的心理特质。

（4）抑郁质 抑郁质的人感受性较高，情绪深刻、细腻，但多愁善感，不善交际。他们富有想象力，在适当环境下能表现出责任感。在友好集体中，他们可能展现出温和、耐心的品质；但在紧张或不安的环境中，可能表现出恐惧、犹豫、优柔寡断等心理特点。

3. 气质的意义 气质主要影响个体心理活动的动力和方式，而不涉及其具体方向和内容。因此，气质本身并不具有"好"或"坏"的划分，也不决定一个人的社会价值和成就高低。气质对于个体的实践活动确实具有一定影响，但任何一种气质都有其积极和消极的一面。无论是哪种气质类型的个体，都有可能在事业上取得成功。

因此，我们应当注重发挥不同气质类型的积极方面，同时努力克服其消极方面。不应该基于某种特定的气质类型来评判个体的价值或取舍。只要我们能够在实践活动中发挥个体的长处，弥补其短处，充分发挥每个人的潜能，那么不同气质类型的个体都能在各自的工作岗位上发挥重要作用。

4. 气质与美容 从事美容工作时，了解顾客的气质是至关重要的。对不同气质类型的顾客，我们需要采取不同的沟通方式。

对于多血质的顾客，可以采用语言劝导，因为他们通常比较乐观、健谈，对自己的认知也比较客观，因此更容易与其进行有效的沟通。

对于胆汁质的顾客，应该注重理性和感性并重的沟通方式。采取柔性手段会更有效，而避免急躁冲动的态度则更有助于顾客的理解和信任。

对于黏液质的顾客，需要更多的耐心和细致地解释，避免过于简单粗暴地说教。由于他们情感不太外露，且比较固执己见，因此需要更加耐心和理解。

对于抑郁质的顾客，需要更多地关怀和理解，言语要更加谨慎。避免触碰他们敏感的神经，以免加重他们的消极心理，如怯懦、多疑和孤僻等方面的表现。

通过了解顾客的气质，我们可以更好地满足他们的需求，提供更贴心的服务，从而提升顾客的满意度和美容工作的效果。

（三）性格

1. 性格的概念　性格（character）是指个体对现实典型的、稳定的态度和行为方式等方面的心理特征。性格常被视为个体心理特征中相对稳定和持久的一部分，它影响着个体的行为、情绪反应以及社交互动。尽管性格具有一定的稳定性和独特性，但它也受到个体生活经历、环境影响以及社会互动的影响，因此存在一定程度的可塑性和变化性。综上所述，性格在心理学中被视为个体内部的重要特征，它不仅反映了个体对待生活的态度和方式，也在一定程度上塑造了个体的行为和情绪表现。

2. 性格的分类　性格类型说就是一种以分类的方法来尝试描述某一类人身上共同具有或相似性格特征的独特结合的理论。这些理论通常会将人的性格划分为不同的类型或类别，每种类型具有一系列特定的行为模式、认知方式、情感倾向等。通过性格类型说，人们可以更好地理解和分类个体的性格特征，从而帮助解释他们的行为和情绪反应。在此，介绍其中两种主要的性格类型学说。

（1）内倾-外倾类型学说　瑞士心理学家荣格（Carl Jung）将个体的性格类型划分为内倾型和外倾型两种基本类型，分别代表了人们在能量来源和关注焦点上的差异。

1）内倾型（introversion）　内倾型的人更倾向于从内部世界中获得能量，更关注内在的想法、感受和思考。他们通常更为内省、独立、注重深层次的思考，喜欢独自工作或者与少数亲近的人交往。

2）外倾型（extraversion）　外倾型的人则更倾向于从外部世界中获得能量，更注重外部的刺激和社交活动。他们通常外向、善于社交、活跃，喜欢与他人交往、参与各种活动。

（2）独立-顺从类型学说　美国心理学家威特金（H. A. Witkin）根据他的场依存性理论提出的一种性格分类理论，这一理论主张根据个体在认知处理方式上的不同将人的性格分为场依存型和场独立型两种类型。

1）场依存型　场依存型的人更倾向于依赖外部环境和情境来进行认知和行为。他们更容易受到外界因素的影响，更倾向于根据外界情境来调整自己的认知和行为。他们通常会更多地依赖外部信息来做出决策，并容易受到周围环境的影响。场依存型的人在某些情况下也可能具有一些优势或适应性特征，例如适应能力强，善于合作，易于接受新的观点等。

2）场独立型　场独立型的人更倾向于依靠自己内在的认知和判断来进行行为和决策。他们更有能力在不受外界影响的情况下独立思考和行动，更能够独立地处理信息并做出决策。他们不太受外界情境的影响，更能够保持自己的独立性和独立思考的能力。因此，其优势在于具有较高的独立性、自主性、创造力和抗压能力。然而，这种类型的人有时也可能表现出过于主观和固执的倾向，倾向于将自己的意志强加于他人。

三、人格的倾向性

人格倾向性是个体心理结构中的重要组成部分，代表着个体在特定情境下表现出的一种稳定的、倾向性的心理特征。它涵盖了个体在行为、情感和认知方面的偏好和倾向。人格倾向性对个体的态度、行为和选择起着重要的调节作用，影响着他们对外界环境的反应和适应。人格倾向性的组成包含但不限于个体的需要、动机、兴趣、价值观、信念等。这些心理活动相互作用，在日常生活中指导着个体的行为表现和决策过程。

（一）需要

1. 需要的概念 需要（need）是指有机体内部由于生理或心理上的某种匮乏而产生的不平衡状态。生理上的需要是指基本的生存需求，如饮水、进食、睡眠等，这些需要是确保人类生存和健康的基础。当身体缺乏水分或血糖下降时，就会产生喝水和进食的生理需求，以恢复内部的平衡状态。除了生理需求外，心理上的需要也是人类行为和情感的重要驱动力。这些心理需要包括了更加复杂的层面，如社交需要、归属需要、尊重需要、成就需要、自我实现需要等。人际交往的需要、爱的需要、尊重的需要、成就的需要等，都是心理上的基本需求之一。例如，个体通过社交互动来满足人际交往的需要，通过亲密关系来满足爱的需要，通过获得成就感来满足成就的需要等。这些心理需要的满足不仅仅是为了满足生存的目的，还可以促进个体的成长、发展和幸福感。因此，心理学中的需要概念涵盖了生理和心理上的不平衡状态，并且是理解个体行为和情感的重要理论基础之一。

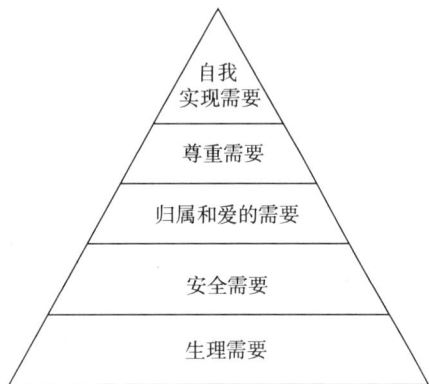

图 2 - 10 马斯洛需要层次理论

2. 需要层次理论 关于需要的分类的理论有很多，其中最具有代表性和影响力的理论，来自美国心理学家马斯洛提出的需要层次理论，马斯洛将人类的需要分为5个层次（图 2 - 10），并按照它们的重要性和出现的先后顺序进行了排列。他认为，这些需要是层层递进的，从基本的生理需求到更高层次的自我实现需要。他的理论强调了不同需求之间的层级关系和依赖性，即低层次的需求必须先得到满足，才能激发和实现更高层次的需要。这一理论符合了人类需求发展的一般规律，强调了个体需求的逐渐完善和自我实现的重要性。马斯洛的理论指出，高级需求是人类独有的，它们的产生与个体的心理发展水平密切相关，突显了人类内在追求成长和自我实现的动机。

（1）生理需要 这是需求层次理论中最基本的层次，包括了人类生存所必需的生理需要，如空气、水、食物、睡眠、性欲等。只有当这些基本的生理需求得到满足时，个体才能够生存和维持生理健康。

（2）安全需要 一旦生理需要得到满足，个体就会关注安全和稳定的需要。这包括对身体、财产、就业、健康、资源和家庭的安全感。个体渴望获得稳定和可预测的生活环境，以满足安全需求。

（3）归属和爱的需要 一旦基本的生理和安全需要得到满足，个体就会寻求社交联系和归属感。这包括对友谊、爱情、归属和社交关系的需要。个体渴望与他人建立良好的关系和社交网络，以满足社交需要。

（4）尊重需要 当个体满足了基本的生理、安全和社交需要后，就会寻求被尊重和被认可的需要。这包括对自尊和自尊心的需要，以及对被他人尊重和认可的需求。个体渴望获得成就、地位、社会地位和尊重，以满足尊重需要。

（5）自我实现需要 这是需要层次理论中最高级的层次，代表了个体追求个人成长、发展和实现自己潜力的需要。这包括了对个人目标的追求、创造力的发挥、自我认知、自我实现和个人满意度的渴望。

（二）动机

1. 动机的概念 动机（motivation）是推动个体进行活动的内部动机或动力。完成活动的动机产生需要具备两个条件：内在条件和外在条件。

（1）内在条件 指的是个体的需求，它们是激发动机的基础。当个体感知到自己的需求可以被满足时，这些需求就会转化为动机。

（2）外在条件 是指环境因素，它们可以促发个体的动机，也称为诱因。

个体的动机往往是内在条件和外在条件相互作用的结果，需要和诱因相互依存，共同影响个体的行为和决策过程。

2. 动机的分类 动机可分为生理性和社会性两种。

（1）生理性动机 源于基本生理需要，如进食、饮水、睡眠，以满足饥渴和疲劳等需求。生理性动机推动个体行为，去满足生理需要，但生理性动机的满足通常需要符合社会规范。社会性动机则源于社会需要，如权力、人际关系、归属感、审美和求知。

（2）社会性动机 驱使个体追求社会关系、美感享受和知识学习。由于社会性动机是后天习得的，个体之间存在着差异，满足方式也各异。

3. 动机的冲突 动机冲突是指个体在心理上同时面临多个动机时，无法满足所有动机而产生的一种状态，通常伴随着内心的紧张和困惑。常见的动机冲突主要有 4 种基本形式。

（1）双趋冲突 个体被两个或多个吸引力相似的目标所吸引，但由于环境或条件的限制，必须做出选择。这种情况下，个体往往感到无法同时满足所有需求，产生内心的挣扎和不安。

（2）双避冲突 个体面临着两个或多个同等威胁或厌恶的事物，但无法同时避开。这种情况下，个体可能感到前途无望，产生焦虑和恐惧。

（3）趋避冲突 个体对某一事物既有兴趣又感到厌恶，因而无法做出明确的选择。这种情况下，个体可能陷入矛盾的思维中，难以决策。

（4）双重趋避冲突 个体在两个或多个选择之间权衡利弊，但无法确定最佳的决策。这种情况下，个体可能陷入循环思维，无法做出最终的抉择，导致内心的不安和困扰。

动机冲突是个体在面临多个动机时产生的一种心理状态，这种状态可能源于动机之间的矛盾或无法解决的选择困难，导致个体内心的紧张和不安。

目标检测

答案解析

一、单选题

1. 在刺激物停止作用于感受器后，感觉现象仍短暂保留一段时间的现象是（ ）

    A. 感觉对比   B. 感觉后像   C. 感觉适应   D. 感觉补偿

2. 以下情绪不属于基本情绪的是（ ）

    A. 焦虑   B. 厌恶   C. 惊讶   D. 快乐

3. （ ）是个体对现实典型的、稳定的态度和行为方式等方面的心理特征

    A. 气质   B. 价值观   C. 性格   D. 信念

4. 根据马斯洛的需要层次理论，最高级的需求是（ ）

    A. 安全的需要   B. 爱与归属感需要

    C. 尊重的需要   D. 自我实现的需要

二、多选题

1. 知觉的特征包含（　）

    A. 整体性   B. 选择性   C. 理解性   D. 恒常性

2. 记忆的一般过程分为（　）

    A. 识记   B. 保持   C. 再现   D. 测验

3. 注意的特征有（　）

    A. 持久性   B. 广度   C. 分配   D. 转移

三、简答题

1. 情绪的功能有哪些？

2. 对不同气质类型的顾客，需要采取怎样的沟通方式？

书网融合……

重点小结	微课	习题

第三章 求美者的审美心理与体像心理

学习目标

知识目标：通过本章的学习，应能掌握人体美的概念及基本特征，医学美容中的审美关系，体像的概念；熟悉审美意识与美感，容貌审美的评价及标准，影响体像形成的因素；了解审美意识的差异性和共同性，现代人体审美趋势，自我体像的形成与发展。

能力目标：能够具有人体审美的初步鉴赏能力和健康的自我体像。

素养目标：通过本章的学习，建立积极的身体形象和健康的审美心理。

情境导入

情境：一位高中女生在心理咨询中，向心理老师咨询关于自己与异性交往的问题："我是一名高一的女生。最近我发现有不少男生总是盯着我的一举一动。我一直觉得自己长得不漂亮，有容貌焦虑，他们那一双双眼睛总是不停地打量着我。有时，他们还朝我指指点点，议论着什么，甚至有时我还感到有人在跟踪我。为此我感到很害怕，我该怎么办？"

思考：1. 你是否曾经也出现过类似烦恼？

2. 你知道这类烦恼是哪些原因引起的吗？

第一节 医学美容与审美心理

PPT

人体审美心理是美容医学实践中的一个基础问题。进入文明社会以来，人体美的发展同社会进步密切相关。文明的社会环境，美好的社会生活，长期的锻炼和保养，为人体的日益美化提供了可能性，鉴定了人们对人体审美本质的自信。

一、人体美概述

（一）人体美的概念

人体美是指人体在形式结构、生理功能、心理过程和社会适应等方面都处于健康状态下的合乎目的的协调、匀称、和谐和统一。既富有体形美又具有生命活力美感。泛指人的容貌、体形、体态、精神、气质和修饰之美，即从人体自然美和人体社会美两个方面体现的人的整体之美，属于现实美形态之一。人体美从自然和社会的角度又有外在美和内在美之分。前者指人的容貌、体态身材、服饰的美，即人体的物质形态的美；后者指人的风度、气质、内涵、韵味，即人体精神气质的美，是人体美的高级形态。

人体美，涵盖了个体在形态结构、生理功能、心理状态以及社会适应等多个维度的健康与和谐。它不仅展现在外在的匀称与协调，更是生命活力与美感的完美融合。人体美不仅体现在容貌、体形、体态、精神、气质以及外在修饰上，更是自然美与社会美的有机结合，构成了现实美的一种表现形式。

从更细致的角度来看，人体美可以被划分为外在美与内在美两个层面。外在美主要关注于个体的容貌、体态以及服饰，这些是人体物质形态的直接体现。而内在美则更为深邃，它关乎一个人的风度、气质、内涵和韵味，这些精神气质的特质构成了人体美的高级形态，是更为抽象而深刻的美。

容貌美是人体美最重要的组成部分，其决定因素有头发的色泽和质地、面型、头型、五官形态，以及以上诸因素完满和谐的统一。此外，容貌美体现出人体美的社会属性，要求面部与五官形态与人的气质、精神状态完美统一。容貌美是人体审美的核心和主要对象，是评价人体形象美的最重要方面。

对人体美的把握应注意 3 个方面：健康是人体美的基础，比例匀称、整体和谐是人体美的必备条件，精神美是更高层次的美。

（二）人体美的特征

1. 人体是和谐统一的整体 人体和谐统一的整体美，集中表现在局部和整体、局部和局部、机体与环境、躯体与心理所对应关系的协调和谐上。比例适度是构成美的形象的必要条件之一，五官端正是人的容貌美，就是五官之间的比例适度。著名画家达·芬奇研究了五官的距离、大小后认为，耳朵应当与鼻子一样长，两只眼睛的距离等于一只眼睛的大小，如果鼻子和嘴的距离太近或太远，或两只眼睛挤在一起，人的相貌就不美了。理想的人体上下身比例体现黄金分割的原则。体现黄金分割比例关系的事物以其有序性、规律性、最佳性、适应性、协调性为特征，使人产生和谐悦目的感觉。和谐体现了事物各方面配合良好，协调发展。黑格尔曾指出：各种因素之中的这种协调一致就是和谐。就人体而言，在正常情况下，人的机体组织各部分和谐组合在一起，任何缺损都会造成和谐的破坏。

2. 人体具有均衡匀称的形态 人体均衡匀称的形态主要表现在人体左右对称、比例均衡、体形匀称、动作协调上。环绕一个轴心组成的事物，轴心两边的重量和距离大体相等，这是一种规则的均衡，通常人们称之为"对称"。人的面容、体形结构的对称，就是一种稳定的均衡。美也需要一定的对比度。人的眼睛的黑白对比，人的头发眉梢与肤色的对比，都是人体美的重要特征之一。

3. 人体的生命活力美 人体是生命的载体，只有生命才能赐予人体现实的美。节奏是形式美中一个很重要的规律。节奏不但能引起人们心理上的愉悦，而且能引起生理上的快感。人体的组织结构、生理节律和活动规律也是富有节奏的。一旦生理和机体上有缺陷，就会导致节奏的破坏。单调和重复的形式显示不了美，而多样事物杂乱无章的凑合也不能产生美感。两个以上的事物组合在一起，应该有一个中心或一个主题，或服务于一个目的，这是形式美的要求。就人体来说，机体组织复杂多样，但各器官组织互有内在联系和影响，均统一于生命。凡是有生命的人，多样的机体功能都在发挥生命的活力，更能体现人的本质美。

二、美感与人体审美意识

（一）美感

1. 美感的概念 美感是根据一定审美标准评价事物时产生的愉悦的情感体验。美感即审美感受，它是客观事物美的属性被人的感官所接收，并通过神经网络把信息输送到大脑所引起的感受。这种感受伴随着人的情感因素，是一种复杂的心理活动。美感有广义和狭义之分。广义的美感包括人的审美趣味、审美能力、审美观念、审美理想、审美感受等；狭义的美感则专指审美感受，它是审美意识的核心部分。

2. 美感的基本特征

（1）**直觉性** 审美活动中，当美的事物出现在面前时，人们立即得到了美的感受。尽管事前并没有经过一定的思考推敲，这种在刹那间产生的美的感受，就是美感的直觉性。其特点可理解为：直接性、瞬间性、无意识性和无期待性。美感的直觉性来自审美客体的形象性特征和主体的审美经验。当然，强调美感的直觉性，并不否认美感的理性内容，美感的直觉性含有理性因素，达到和谐的统一。

（2）愉悦性　美感是一种赏心悦目的精神快感。在审美活动中，作为审美主体的人是充满感情色彩的，表现了对审美对象一定的情感态度。人们面对各种各样美好的事物，往往会全身心地沉浸到该事物中去，被深深地感动，从而感到愉快、喜悦、惬意、舒畅、满足、陶醉，甚至销魂，这就是美感的愉悦性。美感的愉悦性源于美的感染性和审美主体的特定心境及修养。愉悦性是美感最基本的特征。

（3）非功利性　在审美活动中，审美主体对对象采取一种凝神静观的态度，即无实际功利追求、无欲望、无所为的态度。这就是美感的非功利性特征。事实证明，当人们带着某种欲望、某种功利眼光去看世界时，美就远离了他们，美感就不可能发生。非功利态度，是美感的特征，也是美感的心理前提条件。正如马克思曾说：贩卖矿物的商人只看到矿物的商业价值，而看不到矿物的美和特性。但必须指出的是，美感的非功利性是就个体心理形式而言的，同时美感在个人的无功利形式中潜藏着某种社会功利内容。例如，当某物对人造成伤害时，就很难引起美感，这表明美感是与功利密切相关的。简而言之，美感是一种潜伏着社会功利内容的个体非功利心理形式，是功利性与非功利性的矛盾统一。

美感的直觉性是从对审美对象感知、接受的方式来说的；美感的愉悦性是从主体对客体的情感体验所达到的审美效果来说的；美感的非功利性是从审美活动的内容和目的来说的。而在具体的审美活动中，这三个基本特征是融合在一起的，不能截然分开的。

3. 美感的生理学基础　美感的实质是美的事物通过感官作用于大脑引起的一种高级神经活动，其中皮质下中枢神经和自主神经在美感产生过程中处于显著地位，而大脑皮质则起着调节作用。美感的生理基础主要是人的感觉系统和人脑。美感的心理过程是感觉、知觉、想象、情感以及思维等诸心理要素的相互渗透、层层深入的综合运动。

美感作为一种高级的社会性情感，是以人的感觉系统和大脑高级神经的活动为其主要生理基础，这些美的信息经过视觉、听觉等构成了人的美感外部生理机制，它使人获得外界的各种各样美的信息，这类美的信息经视觉、听觉渠道传入神经通路传导到人的大脑高级神经中枢后，就能使人产生美的感受。

4. 美感与健康的关系　美感与人的身心健康的关系极为密切，这种关系是通过人情绪活动作为中介来实现的。一方面美感依赖于正常的生理过程，来源于生理快感的升华；另一方面美感又有助于生理调节，甚至可以保健治病。

美感是一种高级情感活动，是一种十分有利于人体健康的正性情绪。当人们在欢乐舒畅时，神经系统功能处于平衡状态，血压、呼吸、脉搏、面色均进入生理常态，外貌表现平静、轻松。一旦美感丧失，则表现为神经系统功能失调现象。如愤怒时，血液循环加强，呼吸快而短促，心跳加快，机体处于生理应激状态；忧郁时，血糖降低，胃肠蠕动和消化液的分泌受到抑制，面色苍白，语调低沉。

当美感存在时，神经－体液调节系统功能保持平衡。当美感遭到破坏时，肾上腺皮质激素、甲状腺素、儿茶酚胺等升高，而5－羟色胺的水平下降。这些生化物质浓度的改变，会导致机体水电解质代谢紊乱和内脏功能的失调。美感还可以增强机体的免疫能力，主要是通过增强巨噬细胞、粒细胞、淋巴细胞的活力，促进血球蛋白形成，来提高机体的免疫功能。反之，美感受损，可导致机体抗病能力下降。

（二）审美意识

1. 审美意识的概念　审美意识是客观存在的诸审美对象在人们头脑中的能动反映，是广义的美感包括人的审美趣味、审美能力、审美观念、审美理想、审美感受等。

2. 审美意识的形成和发展 审美意识与社会实践发展水平有关。它是在人类长期的审美实践的基础上形成和发展的，是社会实践造成的审美主体和审美客体相互作用的结果，并随着人类的社会实践和审美实践的发展而发展。它的生理基础是审美主体敏感、健全的感官和神经系统；它的心理基础是审美的感觉、知觉、表象、判断、思维、想象、情感等相互作用的活动；它的认识基础则是人们在审美实践活动中所建立起来的、特有的、把握现实的感性方式。

3. 审美意识的差异性和共同性 审美意识存在一定的差异性，因为不同的时代、不同的民族、不同的阶级，或者不同的个性，使得审美意识具有差异性。同时也存在着一定的超越个人、时代、民族、阶级的全人类共同性，如古代人、现代人，不同民族、不同阶级的人在社会实践中生活环境和基本生活条件有大体相同的一面。审美感官也有共同的生理和心理机能，因此面对某些审美对象，会产生共同的美感。审美意识的差异性和共同性二者辩证统一，同中有异，异中有同。正如习近平总书记在比利时布鲁日欧洲学院发表的重要演讲中提到："中国是东方文明的重要代表，欧洲则是西方文明的发祥地。正如中国人喜欢茶而比利时人喜爱啤酒一样，茶的含蓄内敛和酒的热烈奔放代表了品味生命、解读世界的两种不同方式。但是，茶和酒并不是不可兼容的，既可以酒逢知己千杯少，也可以品茶品味品人生。"

三、医学美容中的审美

（一）审美

审美是指主体人对客观事物的审美意识，是人们在社会实践中逐步形成和积累起来的审美的情感、认识和能力的总和。它包括审美感受、审美趣味、审美观念、审美能力和审美理想等范畴。

（二）审美关系

审美关系是人们在社会审美交往和审美活动中所发生的一种涉及美丑问题的具有情感倾向的关系。对这一表述的理解包括以下两个方面：一是人的社会交往和社会活动都是一种社会行为。伴随着人的社会行为，随时都会出现审美心理活动，它是人在自觉或不自觉状态下出现的；二是审美关系具有情感倾向，这种情感倾向来自审美感受。如美感让人愉悦，使人振奋和神往；丑恶让人厌恶。因此，审美关系是一个教育影响过程，同时也是一个心理活动的交流过程。

医学美容中的审美关系是人们在医学美容审美交往和审美活动中发生的一种涉及美丑问题的具有情感倾向的关系，它是审美关系的一个组成部分，有特定的主体和客体。医学美容中的审美关系首先是一般医学审美关系的重要组成部分，包括人与人、人与物两方面的关系。

一方面，在医学审美交往和审美活动中出现的人与人的关系有两种：一种是医务人员与患者、医务人员与社会人群之间的审美关系，医务人员是主导方面，是医学审美的主体；求治者、患者和社会人群是医务人员的服务对象。但是接受服务的对象也是有意识和主观能动性的人，他们并不是作为纯粹的审美客体而存在。在一定情况下，他们也会以审美主体的姿态出现，根据自身的审美观点和需要进行审美评价和审美选择。因此，协调这种医学审美关系需要处于主导地位的医务人员的努力，同时虚心听取意见和合理化建议，也需要患者和社会人群的协作配合。另一种是医务人员之间的医学审美关系，他们之间不是单纯的主客体关系。

另一方面，在医学美容审美关系中人与物的关系则是指人与客观医学实物间的关系，即医务人员、患者、社会人群将医疗卫生机构的基本设施、医院布局以及能影响人体健美的自然和社会环境等作为审美对象，在医学审美活动中出现的关系。

医学美容实践中美容医师与求美者建立的关系是一种特殊的医学审美关系。特殊性在于以容貌、形体审美为对象或核心内容，美容医师与求美者共同参与审美过程，并需要达成一定程度上的共识。这就使得医学美容审美关系成为医学美容实践中不可缺少的重要内容。

（三）人体美的心理学评定

人体美的评定分为人体美学评定和心理学评定。其中人体美学评定即制定出人体美的客观标准，根据专家的评定定量，确定人体的美学等级。这种测定相对客观。而人体美的心理学评定则主要采取外表吸引力评定。外表吸引力是一种较为主观的人体美的判定方式。通常没有具体的客观标准，而是根据被测定者对审美对象的主观笼统的综合感觉来判别。外表吸引力也需要分等级，但没有专业人体美学评定那样具体。Hay's 评分表就是容貌吸引力的一种通用心理量表，该量表将容貌好坏分为 1~9 个等级，1 分表示十分完美，9 分表示明显不足。有研究显示，按照无偏见观察人士对图片的评分，与外表没有吸引力的人相比，外表吸引力高的人可以直接增加更多的机会。

（四）容貌审美评价与标准

容貌又称相貌、面貌、容颜，是指人的头面颈部及五官的轮廓、形态、质感及其神态和气色。容貌，不仅是人的生命活力的体现，而且是内心活动的外化形态。容貌又集中体现了人体美的个性，是评价人整体形象的主要部分，它给人以"第一印象"。古今中外，每个人都受容貌魅力的吸引和诱惑。容貌美是每个人都十分看重的。根据人类工程学的研究资料，人们对容貌的审视，视线依次按眼睛、嘴唇、颏、面部轮廓、鼻、耳的顺序移动。

容貌美的外在评价标准：端正的五官，形态正常的眉、眼、颊、口唇、颏；轮廓清晰，富有立体感的面型；健康、润泽的颜面皮肤；自然闭合的双唇，微笑时不露牙龈，侧看鼻、唇、脸曲线适宜；面部双侧对称，颧颊及腮腺咬肌区无异常肥大或凹陷；牙齿整齐、洁白，咬合关系正常等。

然而，我们在生活中对一个人的容貌进行审美评价时，实际上不只是看到了容貌外在的漂亮与否；容貌同时还深深烙印着人的性格、气质、经历和文化修养等，投射出内在生命力，这是容貌内在的美。因此，容貌审美评价还必须进入性格范畴和气质层次来进行考察。如儿童容貌的魅力来自生命力的直接感染；青春期少年的魅力则是生命力整个化为青春活力而通过身体发育投射出来；中年人的魅力在新的层次上展开，内化为更丰富的精神性——风度、文化素养的结晶和外化；老年人的魅力在于自我超越。

此外，容貌审美评价还和每个人的审美观念有关。审美观念是对什么事物具有美的一种认识，是在审美认识基础上积累而形成的一定的审美心理定势，具有相对的稳定性，决定了美感的产生和偏爱。

（五）现代人体审美趋势

随着人们物质文化生活水平的不断提高，人们的感官审美意识日益强化，审美需要从日常的实用功利观念中对立出来并形成独特的审美创造活动，人们对美的追求与向往更加强烈。那么现代人体审美趋势如何，人们又会提倡哪些美容观念？

1. 崇尚健康美　美是人们的追求，也是人们的享受。但是在追求美的同时不能忽视了健康。健康是美的基础，也是美的前提。如果把美丽比作树叶，那么健康就如同树根。只有树根的养分充沛，才能有树叶的饱满和色泽光亮。现在有越来越多的人认识到，人体美是建立在健康基础之上的。健康美的观念将深入人心，并成为现在和未来社会人体审美和美容的主流趋势。

（1）**重视心理美容**　为了保持自己年轻的容貌，很多人会选择使用各种各样的护肤保健品，但实际上他们却都忽略了一点，那就是心情也会影响相貌。正所谓相由心生。性格好的人，面容温和常带微笑。笑能使人的面部和眼部血液循环加速，两眼明亮有神，面颊红润光滑。笑能使人的心理和生理趋向最佳状态。有人说爱笑的人大多心胸宽、为人谦和、性格好。实践也证明，性格稳健的人大多身体健康，面部表情柔和，看起来比实际年龄年轻得多。真可谓"心宽愉悦身自健，润泽光滑好容颜"。相反，爱发脾气、爱吵架、性格不好的人，由于经常生气、发火、多怒，大多面色暗淡，表情阴沉，颜面灰暗无光泽。因为心情不好，总爱生气，会使面部皮肤紧缩，次数多了，面部易紧缩的地方就容易出皱纹，让人看来未老先衰。生气容易致怒，怒是一种强烈的精神刺激后而爆发出的情感。人在暴怒时，脸红脖子粗，血管扩张使头颈部充血，中枢神经对血管的调节机能失调，面部由充血变成淤血，面色由红变青紫，有时面部还出现淤斑。头面部失去血液中营养的供应，出现缺氧；怒又使头颈部血管剧烈收缩，使颜面苍白呈缺血状。面容在连续不断的"怒火刺激"下皮肤色泽变暗，由于面部缺少营养的供应，皮肤会失去弹性而松弛，出现皱纹，使细胞角化加快而衰老。更主要的是内分泌功能失调，使全身的生理状态及新陈代谢发生异常，疾病随之而来。

此外，随着心理学的发展，催眠的应用领域也已经扩展到美容和瘦身等方面。这也将会成为美容领域一支新生的强大的队伍。

（2）提倡无伤美容　越来越多的人正确认识到美容与健康的关系，倡导无伤美容。美容产品的制造商集中宣传自己的产品如何有效，对身体没有伤害。这足以证明现代人对美容健康的重视。比如隆胸手术，传统的硅胶假体植入易引起的并发症成为目前很多女性进行手术的一大顾虑，现在则更多开始采用自体脂肪隆胸技术，相比假体隆胸来说创伤更小，同时也能避免机体自身组织出现排斥反应。又如现代女性都追求苗条身材，所以各种减肥药品和减肥手术流行，但传统的外科切脂手术或者服用副作用较大的减肥药会导致神经性厌食症或造成身体其他器官的损伤，现在人们会选择伤害性小的吸脂术。相信随着高科技的不断发展以及美容技术的不断提高，美容的伤害性会越来越小，效果会越来越好。无伤美容和无伤性美容用品将大有市场。

2. 追求自然美　回归自然是目前全世界都普遍倡导的新观念。这一观念已经渗透到社会、家庭生活的各个方面。追求自然的美容风格，更多、更广泛地采用自然的美容方法，将成为人们最主要的选择。

（1）遵循自然规律　人的衰老是一种自然现象，任何人都无法抗拒。违背自己生理年龄的装扮，非但不能给人美感反而会让人反感。余秋雨曾说过："没有皱纹的祖母是可怕的，没有白发的老者是让人遗憾的。"一个进入老年的女性，却要强装少女，这种外表与年龄实质上的不协调，会让人产生反感。老艺术家田华的苍苍白发，代表岁月的历练，看上去自然而厚重，让人不由得产生崇敬之情。所以，真正的美源自健康和自然，那些以损害身体为代价的人工造美，以及那些违背自然规律的伪美，都是不值得提倡的。

（2）崇尚自然美容法　所谓自然美，是指人体本身所具有的本体美。"清水出芙蓉，天然去雕饰"的自然美，其审美价值高于整容、化妆的美。自然美是最高贵的美和最典范的美。自然美首先是健康美。试想，如果一个人病魔缠身，精神萎靡，形体消瘦，脸色苍白，则绝不会给人以美感。而自然美容法则是采用自然手段去获取人体自然美的美容方法。自然手段通常包括激发人体内在活力的手段（如针灸、按摩、体育运动、文化娱乐、瑜伽、灵修、催眠等）和利用自然界中对人体有利的物质（如矿物质、有机物质、天然维生素等）。

（3）挖掘中医美容　尽管整容、化妆等修饰性的美容可以美化人的容貌，但这仅仅是用人为的手段掩盖人体的缺陷。而建立在健康基础上的美，才是一种真实的美。对此，中国传统医学有其独特之处。因为在中医看来，养身、健体和美容则是浑然一体的。它更强调人整体的美，强调阴阳平衡、人由内而外的美。以"有诸内必形于外"为总原则，强调调理内脏，以内养外，根据人的全身健康状态、精神状态进行整体调适。中医美容已有数千年历史，美容方法丰富，手段多样，主要包括中药美容、针灸美容、按摩美容和火疗美容四种方式。中医美容的各种方法已被无数人反复使用、甄选，日臻完善，其精华将为现代中医美容及世界美容提供行之有效的天然药物及自然方法。

3. 展现个性美　美是有个性的，没有个性的美只能算是平庸的美，只有个性的美才能给人留下深刻的印象，也只有个性的美才能够久远。太过标准会失去差异性，人人都一样的面孔就没了特点，是无法烙印在人的脑海中的。

（1）追求个性　个性美是抗拒流行文化的最有力武器。流行文化是人的从众心理和商业化宣传的产物，但对于审美观成熟的人来说，这将变得越来越缺乏价值，人们最终能够把握的只能是体现个性美的东西。聪明的人往往能够跟上个性和潮流，同时从来就不让潮流淹没自己。比如整形美容已被很多人慢慢地接受，整形美容已经开始大众化，成为一道"家常菜"。然而，在崇尚个性的年代，人们整形美容的观念趋于理性，打造个性美，将逐渐成为主流趋势。现在很多求美者已跳出"模仿明星脸"的整形误区，要求整形医生根据自身条件和各自不同特点，从美学的角度为自己量身打造整形方案。整形美容只有符合自身的气质、性格和追求，才能成就独一无二、经久耐看的美丽。因此，拒绝模仿，追求个性，这将是未来整形美容的趋势。

（2）张扬个性　超越文化的限制，大胆地表现个性美，是现代社会人个性解放的产物，这相对于传统的美容文化来说是一种进步。现代社会是一个开放的社会，人们的个性不再受到束缚，可以得到释放。如"00后"一代以其鲜明的个性和对美的独特追求，正引领着时尚界的个性化潮流。他们所倡导的非传统审美，与主流趋势形成鲜明对比，这种独树一帜的风格，不仅展现了他们对个性表达的渴望，也成为现代美学发展的一种新趋势。这种对传统审美的挑战和创新，正是他们对美的一种独特诠释，也是当代文化多样性的体现。头发、服饰、妆容是最容易用来表现个性的。

第二节　体像心理

PPT

>>> 情境导入 >>>

情境：小明是一名大学二年级的学生，他在校园中积极参加各种社团活动和志愿服务。然而，小明对自己的外貌和体型一直感到不满意。他觉得自己身高不足，体重过重，这让他在与同学交往和参加社交活动时缺乏自信。小明常常对自己的体型和外貌进行负面评价，这影响了他的心理健康和社交生活。

思考：1. 小明是否对自己的身高和体重抱有过低的自我评价？

　　　2. 小明可以从哪些维度提升自己体像心理和自我评价？

一、体像概述

对于大多数非专业人员而言，或许对体像这个概念还很陌生。但是随着现代人对自己身体形象越来越多地加以关注，诸如体像、体像障碍等概念已逐渐被大众所熟悉。体像已成为心理学、精神病学领域应用十分广泛的概念，是人格理论的重要组成部分。此外，在美容医学中体像已成为与美容医学关系最密切的一个心理学基本概念，也是美容医学实践的心理学焦点问题。

（一）体像的概念

体像（body image）也称身体影像、自像、身像等，是人们对自己身体的心理感受和主观评价，是对自己相貌、身体姿态和感觉的总和。简单来讲，体像是个体对自己身体给予美丑、强弱等主观评价。这是典型意义上的体像，是狭义的体像概念。有人在更广泛的意义上使用体像这一词语，如将体像从对形态的审美价值评价扩大到与身体有关的身体语言，即身体动作、姿势、面部表情等起表达情感和交流作用的非语言系统等，这是广义的体像概念。本章节提到的体像若无特别说明均指广义的体像，即包含外表、姿态等身体形象，而专指个体对自己身体的心理感受和主观评价，则用自我体像来表示。

传统意义上的体像一般都是指自我体像，即对自己身体的心理感受。然而，每个人还有一个外部体像，即对他人身体外表和身体语言的认知。因此，体像其实是通过自己对自己身体或者他人对自己身体的感知觉得以形成。从发展心理学角度讲，人们首先是借助理解他人体像而了解自己体像的。母亲是婴儿外部体像形成的根据，对母亲身体特征的心理图像是婴儿最初的外部体像。外部体像的建立，对于理解他人、参与人际交往以及对他人的评价都有重要的意义。Velde 认为外部体像形成的重要意义在于：外部体像勾画出关于人的最初的心理框架，有利于认知能力的发展；外部体像是婴儿构建人作为客体（他人）的心理模式；可以将心理体验通过外部体像形象化。人的外部体像影响着对他人的容貌、形体，甚至衣着举止的评价。同时，外部体像也会影响自我体像的形成。当幼儿拿自己的身体与他人比较时，这种影响就深刻地存在了。

体像会对一个人的心理与行为产生很大的影响。从对个体心理发展及导致的结果来看，体像可以分为积极体像和消极体像。积极体像是一种利于自我肯定、自我接受的体像；消极体像是一种不利于自我肯定、自我接受的体像。对于消极体像对个体的影响程度又可以分为体像困扰（如体像蔑视）和病态体像如体像变形、体像障碍等。

（二）体像知觉

知觉分为内部身体知觉和外部身体知觉。内部身体知觉包括痛觉、饥饿、本体感觉等，是由内脏感觉、触觉等刺激引起的躯体感觉状态的认识。这类内部身体知觉并不能形成体像。比如真正的主观知觉别人则是感受不到的，比如饥饿只有自己知道。而外部身体知觉是通过视听获得的对身体各部分的认识知觉，这类知觉等同于所有非主观的知觉。比如，我们能够听见自己说话的声音，别人也能感受到；反过来，别人能够看到我们的外表，而我们自己也可以借助于镜子、照片等媒介看到自己。因此，这类身体外部知觉可以形成体像。同时，体像知觉必然要受到多种社会心理因素的影响而会产生很大的偏差，比如审美观的影响。人们的审美观不同，体像知觉的结论也会不同。

知识链接

面部伤痕实验

科研人员进行过一项有趣的心理学实验。他们向参加实验的志愿者宣称，该实验旨在观察人们对身体有缺陷的陌生人做何反应，尤其是面部有伤痕的人。每位志愿者都被安排在没有镜子的小房间里，由专业化妆师在其左脸做出一道血肉模糊、触目惊心的伤痕。志愿者被允许用一面小镜子照照化妆的效果后，镜子就被拿走了。关键是最后一步，化妆师表示需要在伤痕表面再涂一层粉末，以防止它被不小心擦掉。实际上，化妆师是偷偷地处理掉了之前化妆的痕迹。

对此毫不知情的志愿者，被派往各医院的候诊室，他们的任务就是观察人们对其面部伤痕的反应。规定的时间到了，返回的志愿者竟无一例外地叙述了相同的感受，均表示人们对待他们比以往粗鲁无理、不友好，而且总是盯着他们的脸看！

然而，事实上，他们的脸与往常并无二致，没有什么不同。他们之所以得出这样的结论，看来是错误的自我认知影响了他们的判断。

此实验揭示了自我认知对个体行为和感知的影响。实验结果表明，当我们内心对自己持有负面看法时，我们更容易感受到外界的负面评价。这一发现强调了自尊和自我认同的重要性，提醒我们要树立正确的自我认知。

（三）自我体像的形成与发展

在这里，我们把狭义的体像，即个体对自己身体的心理感受和主观评价用自我体像一词来表示。自我体像不是生来就有的，它是伴随着个体的成长，逐渐形成和发展起来的。

个体对自我的认知起初主要是对躯体"我"的认识，即主要是通过对身体的感觉。一个正常发育的儿童，对自己身体的外部知觉一般是要到儿童后期或青春期才逐渐形成的。这时他们对身体外观表现出强烈的关注。然而，在语言和理解力发展的最后阶段，儿童总是通过环境的评价来认识身体特征和行为。也就是说，孩子对自己的认识，并不仅仅是通过对自己的观察，还要依赖于外界的评价，如父母、老师、朋友的评价等。

在小学期间，儿童会逐渐认识到自己的身体特征，如身高、体重、力量、协调性、长相和肤色等，会被同学、老师等用来评定他们在社会和体育活动中的地位顺序。天生的身体条件成了被同学喜爱和被同伴接受的资本；而身体缺陷则变成了一种潜在的折磨和羞辱。因此，当儿童到了成长晚期开始真正认识自己身体外表时，会不可避免地意识到这样的事实，身体的特征将成为其人格中所具有的"社会标记"。

自我体像的充分形成开始于儿童进入青少年阶段。特别是伴随着身体的发育、抽象思维能力的增强和继之而来的自我反省能力的增强，标志着心理和生理统一的自我意识的开端。进入青春期后，青少年身高、体重和容貌等发生显著变化，以及出现第二性征。由于生理上的各种急剧变化以及自我意识的高度发展，个体开始将注意力从客观世界转移到自身上来。比如他们常常照镜子，研究自己的身体各个部位的形状和特征，反复检查哪个部位"好"或者"不好"，哪个部位"漂亮"或者"不漂亮"，表露喜欢自己哪里或者不喜欢哪里。他们会尝试各种姿态、发型等，会与同伴一起讨论自己到底给别人留下什么印象。这些对自我的关注和研究，使得个体对自己身体的知觉不断增长和积累。每一个体像描绘了对身体不同部位的知觉，虽然还不能在心理上对身体的认识有一个完整的勾画，但是这些认识的积累成了完整的自我体像观念的组成部分。

自我体像的形成与发展有两个基本的意义：一是因为自我体像是个体对自身身体方面的心理描绘，这恰恰是自我概念的基础；二是自我体像是自身外表和其对他人起作用的一面心理镜子，是设计个体社会行为的心理蓝图。

二、体像与医学美容

体像是美容心理学的一个核心问题，也是医学美容的一个焦点。体像与医学美容的关系可以从理论和实践上概括为以下几点。

（一）医学美容的目的是重塑体像

从根本意义上讲，医学美容不仅是对人体形态的重塑，更是对求美者体像的重建。这是因为不少求美者存在不同程度的体像困扰和体像障碍，而且因为体像本身就是一种心理的知觉。求美者或多或少存在对自身的不满，也就是说存在着体像问题。对这些求美者来说，缺陷不仅有生理学外表的依据，也是心理发展过程中多种要素对体像影响的结果。

具有良好体像的人在工作中表现积极，处世融洽，人际关系和谐。体像还有其他方面的表现，但最重要的是对外貌的认识。有时，矫正了一个微小的美容问题可产生巨大的良性心理变化，从中我们也可以理解医学美容的意义。有研究者对340名整形美容外科受术者的调查研究就发现：整形美容外科受术者术前自我躯体缺陷意识强烈，非常关注他人对自身体像的评价，希望通过手术治疗的方法来改善自己在他人心目中的形象。合理适当的整形美容外科手术可以通过改变受术者的外貌来调整其对自身体像的再认识，以纠正其不良体像，树立符合其自身审美要求的新体像，从而明显改善受损情绪，恢复正常的社会交往。

（二）求美者的特征是体像困扰

人的美与丑不仅仅在于客观生理形态的存在，还在于自己对自己的感受，也就是自我的体像。表面上大多数人是为美而去美容的，但深入研究后就会发现这些人存在着对自身容貌形态的不满。比如国外一位心理学家做过一次著名实验，他请大学生对自己进行评价，结果有95%以上的学生对自己的相貌和身材都不满意。而当研究人员对测试录像进行研究时，发现98%以上的测试者都是发育正常身体健康的人，相貌没有任何缺陷。又如询问任何一位妇女她最喜欢自己身体的哪一部分时，她一般不能立即给出回答；而你若是问她最不喜欢自己的哪一部分时，她会迅速给予诸如鼻子、眼睛、嘴巴、乳房、腰、臀部、小腿和体重等答案，以及一些对诸如外科手术、绝经或衰老等带来的变化的不安或不满。不仅妇女会这样，男性同样会对体像感到担忧。求美者中间存在大量与体像有关的心理问题。对求美者和普通人体像认知的调查研究发现，求美者的体像困扰明显比一般调查对象多。研究体像问题的心理学家估计有2%~10%的人总对自己的外貌存在神经过敏的感觉，认为这种"不足"影响他们的生活，并影响他们的恋爱乃至婚姻。少数人还发展为病态体像，一种与体像有关的心理障碍，包括神经症或精神病症。如有一位23岁的男青年为自己的门牙外突而苦恼，经常反复照镜子，反复察看，不愿外出，放弃工作，在家时常流露出抱怨与愤怒；他曾多次进行整形手术，但始终认为没有解决问题。对他来说，好像门牙外突问题解决了，就什么问题都解决了，否则就没有前途。各方劝导都无效。而事实上问题并没有像他本人所认为的那么严重。

> **知识链接**
>
> 体像障碍是一种心理疾病
>
> 长期被大多数人忽略的一种心理疾病——体像障碍终于得到了应有的重视。在南京通过专家鉴定的《体像障碍临床特征及相关研究》明确了体像障碍的发病机制为"体像认知失调"，首次提出体像障碍应在国内成为一个独立的学科。
>
> 体像障碍者躯体外表并不存在缺陷，但其主观想象外表丑陋，导致极为痛苦的心理疾病。由于目前国内对体像障碍的研究几乎是空白，就连许多临床医生也对其缺乏正确的认识，故在社会经济迅速发展、生活质量不断提高的今天，大多数患者表现出的强烈想要改变外表的要求不被看成病态，反而被视为追求美。患者很少找心理医生治疗，而是求助于矫形或美容。随着美容热的兴起，越来越多的体像障碍患者前往医院矫形科或到美容院，要求纠正其想象的容貌缺陷，但矫形或美容后对效果不满，导致病情加重并带来许多医疗纠纷及司法问题。
>
> 为解决以上问题，以南京脑科医院专家在国家自然科学基金的资助下，首次在国内外较全面地对体像障碍、神经症、正常人群进行了体像障碍的临床调查和心理测量的比较研究，指出了体象障碍与神经症等的内在联系和区别，建立了中国人的体像障碍评量表和诊断标准。研究明确了体像障碍的发病机制为心理疾病——体像认知失调，从而为体像障碍患者的心理治疗提供了理论依据并开辟了新的治疗思路。
>
> 此研究的成果为我们提供了关于体像障碍这一心理疾病的深刻认识，积极提高心理健康意识，关注隐性心理疾病。培养科学的疾病观念，破除误区。我们应该告诉社会公众，认识到体像障碍是一种心理疾病，并非简单地追求美丽，从而避免将患者的行为误解为正常追求。

（三）医学美容的手段是体像纠正

部分求美者存在体像困扰，医学美容的目的就是重塑体像，让求美者建立良好的体像。然而，要达到这个目的，单独靠手术并不能解决这个问题，因为不少求美者求美是由于病态的体像。因此，需要心理学和精神医学配合美容手术治疗或将其单独运用于对求美者的治疗。

近年来，不少美容整形医生与精神、心理医生合作，开展了手术加心理治疗的工作。有的研究报告指出，采用手术加心理治疗对 100 名体像障碍的求美者进行治疗，获得了良好的疗效。同时，研究还表明，通过美容手术对求美者的体像进行改变，能有效提高其自尊。此外，一些医生还会根据求美者心理异常的具体情况，分别侧重地使用手术或心理治疗。通过实践证明，美容手术与心理治疗有异曲同工的效果。还有一项研究中，他们将 25 名具有心理障碍的求美者分为手术与非手术组，分别采用手术和心理治疗。结果令人惊奇，不但手术组取得了良好的效果，非手术组的心理治疗也取得了同样好的效果。总之，无论是采取心理治疗还是美容手术治疗，只要能有效纠正求美者的体像，都可以帮助求美者解除体像困扰。

三、影响体像形成的因素

（一）性格的影响

性格是指个体对现实稳定的态度和习惯化了的行为方式。好的性格有利于积极自我体像的形成，不良性格则有可能形成消极自我体像，甚至出现体像障碍，影响正常的生活。以自我为中心、虚荣心强、争强好胜、过分追求完美；特别是对自我形象要求比较高，总想以相貌取悦异性；性格内向、固执，容易受外界影响，多有自责、自卑、敏感、多疑、胆怯、沉默寡言等性格特征，这样的人容易形成消极的自我体像。如有研究结果显示，外倾性人格的个体有更高的身体意象评价，这可能源于外倾性人格个体为人活泼、健谈、热情，人际关系良好，因此对自己的相貌比较乐观，对自己的身体相对满意。而高度神经质性格的个体对自我身体的评价比较低，会经常担忧，遇到刺激时会有较强烈的情绪反应，面对自己的外貌时，表现得过于担心而使自己对自我意象的评价过低。

（二）性的影响

当个体对以第二性征为重点的体像不认可，而且很难将其改变时，就会出现烦恼和焦虑，这就是性对体像的影响。如认为自己个子矮，乳房太小或太大，身上多毛或胡须过多过少等。他们自觉不自觉地认为体像不佳会大大影响自己的吸引力。对于青少年来说，年龄越大，越是接近恋爱、婚姻和过性生活的年龄，这方面的烦恼和焦虑越是严重。

青少年对体像的关注有着性别差异。对女性来说，体态肥胖是令人烦恼的事。而对于男性来说，为肥胖烦恼的人较少，为自己个子矮烦恼的人较多。这显然与当前社会普遍的审美心理有关。年轻的女性一般都喜欢身材高大的那种，认为身材高大才富有男子汉的气概，如常有女性择偶要求对方身高必须在 1.75 米以上，这种观念加剧了男性的烦恼。相反，社会对女性体型的审美要求是苗条的身材，因而女性更容易为自己体像肥胖而烦恼。

（三）社会文化因素的影响

社会文化是体像知觉产生的背景。也就是说，一定的体像总是产生于一定的文化背景中，因为体像是一种社会知觉。文化价值观与人体审美观无时无刻影响人们对自身的认知。国内外大量关于社会文化因素对身体意向的影响研究中，普遍认为媒体、家庭和同伴因素是影响身体意象的三大社会文化因素。

1. 媒体 在日渐成熟的商业化社会中，电视、网络、报纸、杂志等大众传媒的涌现对青少年身体意象造成一定的影响。如年轻女性出现在大众媒体的形象大多都拥有"天使的脸蛋"与"魔鬼的身材"，虽然拥有苗条的体形和完美容貌的女性在现实生活中只占据很少的比例，却成为大众媒体大肆宣扬的对象。这种经过层层修饰下的理想体形通过媒体的不断传播，使得年轻女性逐渐知晓并接受了"瘦即是美"的观念，将苗条体形奉为追求的目标。在理想体形被内化的过程中，她们对自己的体形越来越不满意，呈现消极的身体意象，如对自己体形跟外貌的评价降低、满意程度降低以及过分注意自己的外表，并进而引发种种生理和心理疾病，如可能会引发饮食紊乱、自尊下降、焦虑、抑郁情绪等一系列问题。

媒体对身体意象的影响探讨较多的是对女性的影响，并且多认为媒体会对女性身体意象产生负面影响。如有调查结果表明，电脑和移动设备（包括手机跟平板电脑等）已经成为女性大学生接收美容美体类信息的主要渠道；有相当比例的女性大学生通过微博主动关注或被动接收着美容美体的相关信息，也容易受到其影响而产生负面身体意象。另有研究表明，女大学生群体的身体意象会受减肥视频广告的负面影响。也有少数研究认为媒体对女性身体意象有着积极影响，或媒体与女性身体意象没有关系。如一项对厦门大学 426 名女性大学生的调查结果显示，大学生的负面身体意象具有普遍性，近一半的大学生对自己的身体外表不满意。不满意程度从高到低依次为整体、矮、胖和相貌。然而大学生虽然普遍都关注自己的身体外表，也较关注媒体中与身体外表有关的信息，但关注并不等于将媒体中宣扬的外表标准内化。研究中"相比低内化程度者，高内化程度的女大学生注视有吸引力的女性形象后，其负面身体意象更容易增加"的假设并没有得到验证。

此外，近年来，男性身体意象失调越来越普遍，大众媒体被认为是一种重要的影响因素。大量研究证实了媒体对男性身体意象的消极影响，主要表现在对身体意象的认知、情绪情感和行为调控等方面。

2. 家庭 家庭因素对大学生身体意象的影响主要体现在父母的影响。Rieves 和 Cash（1996）对女大学生的研究发现，她们的身体意象障碍与父母对她们的身体不满意有显著正相关。Kanakis 和 Thelen（1995）发现女大学生的进食障碍和父母对她们身体的嘲笑有显著关系。但是，研究忽略了家庭凝聚力、家庭经济状况等因素的影响。一项研究结果显示，大学生家庭环境因素和身体意象之间的关系显著。父母的尊重理解、友好亲近、支持关爱、鼓励期望等对青少年的积极身体意象形成都起到至关重要的作用。因此，营造一个接纳、关爱和支持的良好的家庭环境是青少年成长并形成积极身体意象和拥有健康心理的保障。

3. 同伴 同伴在大学生的生活中扮演着重要的角色，他们是大学生的外部参照系，也是社会信息的主要来源之一。一项对女大学生的研究发现，同伴的嘲笑对她们身体意象扭曲和不满有显著关系。也有学者发现，那些由于体重而被同伴嘲笑的大学生，在他们对自己身体不满意和饮食失调行为的产生和持续中有重要作用。该研究发现，大学生与同伴的比较能够导致身体不满和进食障碍。另一项研究发现，一半以上的大学生时常与同伴谈论和外表有关的话题，并受到同伴影响。研究结果发现，同伴影响类型对身体意象影响显著，积极同伴影响情境下个体负面身体意象水平较低，消极同伴影响情境下个体负面身体意象水平较高。

（四）其他心理因素的影响

知觉除依靠感觉器官的生理功能接收信息外，更重要的是靠个人对引起刺激的主观解释。对事物的知觉并不是仅凭客观刺激决定的，还要看什么人，在什么情况下的感受。事实上，决定知觉的是心理因素，包括注意、经验、观念、动机和需要。体像错觉除了遵循一般错觉的规律外，还可能受到多种主观因素的影响，特别是对自我体像的否定认知。根据对知觉的影响因素，探讨体像错觉的一般性根源。

1. 经验的影响 体像不是生来就有的，它是个体后天逐渐形成的，因此经验会影响体像的形成。

人与动物相似，最基本的直觉多是本能性的，很少需要学习。但是知觉是需要学习与经验的。体像知觉就是一种十分复杂的知觉，受主观经验的影响。人们在进行人体审美时，容易产生先入为主的观念。

2. 观念的差异　人的知觉往往是以一个着眼点作为知觉解释的根据，这就形成了个人对某一事物的观点。观点不同，知觉经验自然会不一致。体像知觉更是如此，这是因为人们看待身体形态美与丑的观点是非常复杂的。

3. 注意与敏感　注意与知觉有相关性，注意越深刻，知觉就越深切、清晰。这就是注意会影响学习和记忆的原因。对于体像知觉来说，过分注意会引起一些问题。如有些对自己体像不满的人，特别注意自己的某些缺陷，越看越觉得丑陋或难看。但是外人看起来，并没有像他本人描述的那样丑陋。人们对缺陷的过分注意会导致知觉的一种敏感状态，甚至导致体像障碍。 📱微课

4. 情绪与情感　情绪与情感也会影响知觉的准确性。"情人眼里出西施"便是情绪对知觉影响的最生动的例子。人们在心情不好的情况下，会看什么都不顺眼；相反，愉快时会感到什么都挺美。体像知觉会更多地受到情绪与情感的影响。不论爱一个人因为觉得她美丽，或者恨一个人而感觉她丑陋，均是由于情绪与情感所造成的体像错误的知觉。

•••• 目标检测

答案解析

一、单选题

1. 人们对自己身体的心理感受和主观评价，是对自己相貌、身体姿态和感觉的总和，指的是（　　）

    A. 身体　　　　　　　B. 体像　　　　　　　C. 体型　　　　　　　D. 身体自我

2. 自我体像的充分形成开始于儿童进入（　　）

    A. 成年早期阶段　　　　　　　　　　B. 青春期阶段

    C. 成年阶段　　　　　　　　　　　　D. 青少年阶段

3. 人们在社会审美交往和审美活动中所发生的一种涉及美丑问题的具有情感倾向的关系是（　　）

    A. 审美关系　　　　　　　　　　　　B. 体像障碍

    C. 医美关系　　　　　　　　　　　　D. 审美评价

4. Hay's 评分表是容貌吸引力的一种通用心理量表，该量表将容貌好坏分为（　　）个等级

    A. 9　　　　　　　　　B. 8　　　　　　　　　C. 7　　　　　　　　　D. 6

二、多选题

1. 人体美的特征有（　　）

    A. 人体是和谐统一的整体　　　　　　B. 人体具有均衡匀称的形态

    C. 人体的生命活力美　　　　　　　　D. 人体的骨骼完整

2. 美感的基本特征有（　　）

    A. 积极性　　　　　　　　　　　　　B. 直觉性

    C. 愉悦性　　　　　　　　　　　　　D. 非功利性

3. 现代人体审美趋势是（　　）

    A. 崇尚健康美　　　　　　　　　　　B. 追求自然美

    C. 展现个性美　　　　　　　　　　　D. 追去绝对美

三、简答题

1. 现代人体审美趋势有哪些?
2. 影响体像形成的因素有哪些?

(张黎逸)

书网融合……

| 重点小结 | 微课 | 习题 |

第四章 社会心理学与美容

知识目标：通过本章的学习，应能掌握社会心理学的概念、容貌与第一印象、容貌与社会知觉、容貌与人际吸引等社会心理学问题；熟悉容貌与社会态度、社会影响等相关问题；了解容貌缺陷的社会心理学问题。

能力目标：初步具备应用社会心理学的知识对在美容工作实践中遇到的社会心理现象进行分析的能力，协调好美容工作中的人际关系。

素质目标：通过本章的学习，养成良好的职业素养，能够应用美容社会心理学的知识进行自我形象提升，增强人际吸引力。

情境导入

情境：小红，25岁，皮肤白皙、眉清目秀，偶尔会"挑剔"自己的眉毛颜色有点淡，但对此也没有太多在意。一次，小红陪好姐妹小涂到市区某美容院割双眼皮时，被美容院温馨的陈设、高档的仪器和宣传画册上的精美图片所吸引，便对文眉项目有些动心。美容师告诉小红如果做了文眉，再做个双眼皮，那就"接近完美了"，而且给了她不少的折扣优惠。于是，被美丽憧憬包围的小红当机立断，当天就接受了文眉和双眼皮美容术。一周后小红开始上班，可她的眼皮还有些红肿。见到小红美容的同事，对她的文眉和割双眼皮看法不一。听到这些不同的评价，小红开始反复照镜子，越照越觉得难看，对自己的一时冲动后悔不已。她拿着自己以前的照片到各个医院要求"变回来"，但都被医生以手术风险高和现状良好为由拒绝。自此，小红陷入自卑、自责、沮丧、抑郁和焦虑的情绪中，失眠、食欲减退，甚至拒绝承认镜中的自己。

思考：1. 从社会心理学的角度，你如何看待小红的求美行为？

2. 请结合案例，分析从众行为的利弊。

随着社会文明的进步，经济的发展，人类对自身的形体和容貌越发关注，甚至不惜重金追求重塑形体美和容貌美，这与容貌的社会审美价值是密不可分的。美容的终极目的是通过形体的美化达到心理和社会适应上的健康，因此美容在很大程度上是一个心理和社会相互适应的过程。人类对形体和容貌的审美属于社会知觉的过程，人类的求美行为不仅仅是个体的行为，也会受到多种社会因素的影响。由于容貌的社会心理价值，使得美容医学也具有格外重要的社会心理意义。学习和研究与容貌和美容有关的社会心理学知识，有助于美容工作者能够从社会心理学的角度来研究和探讨人类的求美行为，从而更加透彻地了解求美者和美容本身，以便能更好地达到美容的目的。

第一节 美容与社会心理

PPT

一、社会心理学的概念

社会心理学由"社会"和"心理学"两个词汇组成，是社会学和心理学之间的一门边缘学科，受到心理学和社会学这两门学科的基本理论影响，使得不同的社会心理学家理解社会心理学概念的角度会不一样。目前大体可分为两大类：一类是强调社会心理学要研究人的社会行为，认为社会心理学是研究人的社会行为的科学；另一类则强调社会心理学应把人与人之间的关系或人与人之间的相互影响作为研究对象。

虽然社会心理学家们对社会心理学所下的定义不尽相同，但都比较关注个体的心理和行为如何受到社会他人或群体的影响，个体心理活动如何影响社会中的其他人或群体，以及人与人之间的相互关系和相互影响。综合上述各家观点，本书采用国内大多数学者的关于社会心理学定义的观点，即社会心理学是从社会和个体相互作用的观点出发，研究特定社会生活条件下心理活动和行为发生、发展及其变化规律的科学。个体的社会心理与行为、人际相互作用和社会影响是社会心理学的 3 个主要构成部分。

二、求美行为的社会心理

1. 两性求美行为的社会差异 男性和女性的求美行为存在一定的社会差异性。女性从行为现象上看，似乎比男性更爱美，更加关注自己的体形和容貌，如女性与男性相比更加关注自己的体重，更愿意购买化妆用品和参与美容护肤行为等。人是审美的主体，具有审美的能力，而审美又属于社会的一般意识形态，与一定时代的社会生活文化产生较为直接的联系。男性喜欢漂亮的女性，女性则喜欢强壮的男性。男女两性的求美行为差异是社会生活文化的产物，来源于两性不平等的父权制文化。在父权制文化下，男性是欣赏者，女性是男性的欣赏对象，只有被欣赏，才会得到他人的认可和拥有自己的地位。"美是女人的财富"似乎并不是一个过时的结论，"男才女貌"也并非一个过时的、古老的择偶标准，"女人应该是美的"这一极为平常的定律深深地根植于男人和女人的意识之中。因而，通常情况下，女性十分关注自己在他人心目中的形象，喜欢鉴貌辨色。而男性在父权制度文化下，要想得到他人认可主要是事业上的成功和财富的积累，而对自身外在形象的关注度则低于女性。女性无法摆脱被欣赏的地位，自然而然就成为美容业的主要顾客。

2. 社会动机与求美行为 在分析人的求美行为时，必须考虑求美行为的原因，即求美行为背后的求美动机。这样才能判断其求美行为的出发点，才能预见其求美行为重复出现的可能性，才能作出鼓励或禁止的信号，实现对其求美行为的预测与控制。从社会心理学角度看，人们的一切动机都具有社会性。人的求美行为在求美动机的基础上产生，而人的求美动机的产生既有内在的求美需要，即追求美的欲望；又有外在的诱因，即社会外部条件的影响。如"爱美是人的天性"说明人都有一颗追求美丽的心，人都喜欢美丽的事物，同时又由于媒体杂志对美的个体的宣传，以及在大量影视剧的影响下，明星近乎完美的容颜与身材让人无不羡慕和追捧，则可促使个体求美动机产生，并使得进一步求美行为成为可能。

当然，动机与行为关系是非常复杂的，具体表现在：①动机与行为不是简单的对应关系，个体同一种行为可能有不同的动机，且对于同一个体来说，行为的动机也是多种多样的。比如女性丰胸手术行为，社会动机就是多样的。如为了讨好丈夫、维持家庭、为了艺术事业以显示美的形体、为了恋爱需要、为了提高性生活的质量、崇拜丰满乳房等。②个体明确表示的动机往往是不真实的，就是口头上说的和内心的真正动机不一致。如求美者说做整形手术的目的是增强自信，但真正动机可能是对一位同性好友身材的嫉妒。③个体实际起作用的动机与本人明确意识到的动机往往不一致。如一位做磨骨手术的中年女性，她自己意识到的原因是这样更容易找到一个好的工作，但其行为真正的动机是对自我极大的不认同。因此，挖掘求美者不同求美行为背后复杂的社会动机，做好必要的沟通，对于减少美容医疗纠纷是非常重要的。

3. 个人行为与求美行为　个人行为是指由个人意志支配的、具有内在动机的、有目的的行为。求美行为表面上看是个人行为，但实际上个体在社会生活不断发展变化的影响下，个体的心理活动和行为也在不断成长变化。个体将随着环境和自身状况的变化继续学习社会知识、价值观念与行为规范，接受新的期待和要求。从社会心理学角度研究人的行为包括从众行为、服从行为、利他行为和侵犯行为等。个体的求美行为在社会力量的作用下，会出现不同类型的行为表现。在社会生活中，一部分群体的求美行为并非从美学角度出发，而是受社会流行趋势、明星的榜样作用等心理因素的影响，为了满足个体的心理需要，盲目从众追求如"A4 腰""直角肩""蜜桃臀"等，出现以牺牲自身健康为代价的极端美容行为。然而，正确的求美行为应该是在生物 - 心理 - 社会医学模式下，开展整体的医学美容，美容外科与美容内科联合应用，人体形态矫正与心理疏导相结合，拒绝病态美和伤害性美容，达到美容与健康相统一。

三、容貌与社会知觉

（一）容貌与第一印象

第一印象（first impression），也称初次印象，是两个陌生人第一次见面时所形成的印象。心理学研究发现，与人初次见面时，只需要 45 秒便能对对方产生第一印象。这个第一印象中包括对方的性别、年龄、表情、态度、谈吐、姿态、容貌、身材、仪表、服装等外在信息，脑海中会利用获得的这些信息来判断对方的个性和素养。第一印象并非是准确的，但总是最鲜明和最牢固的，是印象形成的重要依据，决定着自己在之后与对方交往的态度。如果对方给我们的第一印象很好，那么在之后的交往中，我们也愿意和他交朋友，并且能较快地取得相互了解。与此相反，如果对方带给我们的第一印象极其糟糕，那么在之后的交往中，我们会对对方避之不及，很抗拒与对方打交道。第一印象在日常生活中非常普遍，产生着积极或消极的作用。第一印象作用也可称为首因效应，首因效应是指最初获得的信息对今后交往关系的影响。影响第一印象的主要因素有外貌和性格，其中外貌最为直观，所以对人的第一印象影响更大。随着时间的推移，对一个人各方面情况的认识会越来越清楚，从而改变初次见面时留下的印象。第一印象会得到逐步修正，即后面的信息逐渐改变第一印象，这叫作"近因效应"。一般来说，熟悉的人，特别是亲密的人之间容易出现近因效应，而不熟悉的人或见面少的人之间容易出现首因效应。

容貌对第一印象所起的作用是非常重要的。大量实验研究结果表明，在第一印象方面，容貌比内在的智能、性格、态度等更容易使人作出判断。尤其是在恋爱、约会和长期关系中有着深远的影响。这里介绍沃尔特（Waleter）曾做过一项实验，他邀请了 700 名刚入学的男女大学生参加舞会，并随机配对结伴跳舞。事前对每一个学生做了性格测定，能力调查以及对各种问题的态度的调查，以便比较他们对对方态度的关系。舞会结束后，在回答是否希望再次同对方约会时，决定性因素不是对方的气质和智力程度，也不是对方与自己在态度方面的相似程度，而是对方的容貌。他另一项研究是选出一些学生的照片让被试者看，有些照片很有魅力，有些则很一般，有些则无魅力，要让被试者评价照片上的学生。结果是，学生越是有魅力，就越被认为是有好的个性品质。但是当实际与照片本人面对面接触时，随着人际交往的深入，外貌的作用会逐渐减弱。这项研究结果说明，第一印象通常是错误的、不可靠的。我们可以通过增加交往，深入了解来改变第一印象，形成对他人比较客观准确的印象，尤其应尽力避免"以貌取人"。

（二）与容貌有关的社会知觉偏差

社会知觉经常会出现一些偏差，与容貌有关的比较显著的社会知觉偏差有首因效应、晕轮效应和刻板印象 3 种。

1. 首因效应 也被称为首次效应、优先效应、第一印象效应。它是指当人们第一次与某物或某人相接触时会留下深刻印象。个体在社会认知过程中，通过"第一印象"最先输入的信息会对客体以后的认知产生影响作用。首因效应本质上是一种优先效应，当不同的信息结合在一起的时候，人们总是倾向于重视前面的信息。即使人们同样重视了后面的信息，也会认为后面的信息是非本质的、偶然的，人们习惯于按照前面的信息解释后面的信息，即使后面的信息与前面的信息不一致，也会屈从于前面的信息，以形成整体一致的印象。首因效应告诉我们，人们根据最初获得的信息所形成的印象不易改变，甚至会左右对后来获得的新信息的解释。为此，一方面，在日常交往过程中，尤其是与别人的初次交往时，一定要注意给别人留下美好的印象，要注重仪表风度和言谈举止；另一方面也可以通过学习，在理智的层面上认识首因效应，以防"以貌取人"这种现象的发生，弱化首因效应的影响，在与对方之后的交往中，慢慢完善对对方的印象。

2. 晕轮效应 又称光环效应，是指人们在交往认知中，对方的某个特别突出的特点、品质就会掩盖人们对对方的其他品质和特点的正确了解。外貌美也可以产生这样一种光环作用，即认为外貌美的人也同时具有其他优良品质，产生了"美就是好"的光环效果。漂亮的人看上去就舒服，使人沉湎于美的享受之中，而忽视了漂亮者其他方面的缺陷。如人们一般认为外貌美的人同时具有聪明、善良等优良品质；相貌丑陋者则具有愚笨、邪恶等消极品质。虽然人们知道"人不可貌相"，一个人的长相一般是不以我们的主观意愿而改变的，但人们往往还是会犯"以貌取人"的错误，仅凭人的相貌去推断其性格，或者常常"一俊遮百丑"，对对方的缺点视而不见。晕轮效应是一种片面的认知方法，往往会造成各种认知偏差，在日常生活中，我们应努力克服随时出现的晕轮效应。

3. 刻板印象 也称类属思维、成见效应，是指人们对某人或某一类人的固定看法。它使人倾向于按既有的概念轨道来认识和解释有关对象。例如，同样一张很有特点的照片，人物是一位眼窝深陷、额头凸出的中年男子。一组人得到的先前信息是照片中的人物是一个屡教不改的惯犯，这组人从照片中看到人物深邃的目光藏着险恶，凸出的额头显示了死不悔改的决心；另一组人得到的先前信息是照片中的人物是一位著名的科学家，这组人从照片中看到人物深邃的目光折射出人物思想深刻，凸出的额头显示出科学的睿智和不懈探索的意志。惯犯和科学家的先定引导，使得人们对照片信息的诠释大相径庭，意味着人们不是简单地从客观信息对人进行描述，而是根据自己已有的概念，对外部对象进行与自己已有概念相一致的描述。这种既有的概念，就是相对稳定的"刻板印象"。受刻板印象的影响，人们常常会对认知对象作出不正确的评价，出现判断上的"经验主义"偏差。

四、容貌与人际吸引

（一）人际吸引的含义

从心理学的角度说，人际吸引是指人与人之间在感情方面相互喜欢和亲和的现象，是人际关系中的一种肯定形式。人际吸引是人与人关系开始的第一步，人与人之间互相喜欢和接纳，可以推动友情和爱情的发展。容貌作为每个人进行辨识的基本特征，在社会交往中具有重要影响，许多人为了提升自己容貌的人际吸引程度，获得更美貌的面孔而采取各种美容，甚至整容等方式。

（二）人际吸引的影响因素

人际关系受到许多因素的制约，相互之间的吸引程度是人际关系的主要特征。增进人际吸引的因素有很多。

1. 空间距离的接近性 两个人能否成为朋友的最佳条件是他们空间距离的远近。在空间上的接近是导致人们之间相互吸引的重要条件。空间距离越接近，人们交往的频率可能就越高，更容易有密切的人际交往，建立起良好的人际关系。

2. 熟悉性 人际关系的建立是循序渐进、由浅入深的，是从相互接触和初步交往开始的，通过不断接触变得越来越熟悉，熟悉性对人际吸引产生重大的影响，容易引发吸引。

3. 外貌的吸引力 虽然我们都知道不可以"以貌取人"，但是在现实的人际交往过程中，英俊、美丽的人容易给人形成美好的第一印象。在其他条件相同时，漂亮的人具有更高的人际吸引力。

4. 互补性 人际交往过程中，短期交往熟悉、外貌以及价值观等方面的相似是形成人际吸引的主要因素，在交往中人格特征方面的互补性起到非常重要的因素。双方能否获得相互满足的心理状态，正是好感产生的原因。

5. 相似性 人们在社会交往中，更容易与自己在态度、价值观、兴趣、经济状况、社会背景等方面相似的人建立起亲近的关系。正所谓"物以类聚，人以群分"。

6. 相互性 人际关系的基础是人与人之间的相互重视和相互支持。当一个人给对方以友好、热情的态度，对方又能给予积极的回应时，他们之间就会形成良好的人际互动关系。相反，如果对方给予冷漠，消极的反馈，就会影响两个人之间的继续交往。

（三）人际吸引的社会心理学基础

人是社会性的动物，具有合群与群居的倾向，这就导致了人们对于交往和稳定人际关系的需要。人际吸引是建立人际关系的第一步，关注和研究人际吸引问题具有重要的社会心理学意义。

1. 人际吸引力有助于满足人们寻求自我价值的需要 人际吸引力是自我价值的重要体现，人们努力增加自身人际吸引力的过程实际上就是一个寻求自我价值的过程。在人际交往过程中，一个人越具有吸引力，就越容易产生自我价值感。这样，他在主观上就会产生一种更加自信、自尊和自我稳定的感觉，就会认为人生有价值，生活有意义，并对生活充满热情。相反，一个人如果缺乏人际吸引力，就会丧失自我价值感。这时，他就会自卑、自贬、自我厌恶、自我拒绝、自暴自弃。

2. 人际吸引力有助于满足人们确立安全感的需要 确立安全感的需要，是人们追求人际吸引力，努力与别人建立和维持良好人际关系的又一社会心理原因。社会心理学研究表明，处于群体中是获得安全感的有效途径。当人们面临危险的情境感到恐惧时，与别人在一起，可以直接而有效地减少人们的恐惧感。同样道理，人们还需要获得社会安全感。例如，当一个求美者住进陌生的病房时，尤其重视同病房中其他求美者的交往，珍视他们对自己的接纳、友谊和帮助，希望尽快同别人建立良好的人际关系等，原因就在于他需要获得社会安全感。

3. 人际吸引力有助于满足人们独处的需要 独处的需要也是影响人际吸引力的一个重要因素。一方面，人们因为需要获得明确的自我价值感和安全感而与人共处，与人建立和维持稳定的人际关系；另一方面，人们又会因为交往过多和人际关系过于复杂而需要暂时远离和逃避别人。心理学家曾经以实验证明，对于过多的社会阶层，人们或早或晚会产生消极的反应。它会导致正常的人与人之间的相互接纳和依赖的情感被破坏，使人变得不能容忍别人、不合作甚至敌对和冲突。给彼此一些独处的空间和时间，对于增进彼此的吸引力是重要而且必要的。

（四）容貌与人际吸引的关系

1. 容貌是影响人际吸引的重要因素 在现实生活中，容貌在人际吸引中起着非常重要的作用。爱美是人的天性，无论在哪种文化背景中，美貌都是一种财富，都令人向往。容貌对初次交往的人来说，是一个重要的吸引因素。容貌漂亮的人有着更好的人际吸引力。特别是在与异性交往时表现更加明显。我们知道，两个素不相识的人初次见面，第一个反应就是用眼睛去看，彼此先观察对方的相貌、穿着、仪态、风度。这些从眼睛所获得的视觉信息在第一印象中捷足先登，起着先入为主的作用。人们根据第一印象给陌生人一个初步的判断与评价，并根据第一印象判断自己是否喜欢对方。美丽的外貌很容易给人以好的印象。例如在一项研究中，实验人员向男性被试者呈现一篇关于电视影响社会的短文，并且告诉被试者短文的作者都是女性，让被试者对短文质量进行评分。实验由作者的外表吸引力（有魅力组：短文附有作者照片，一个公认很有魅力的女性；无魅力组：所附的照片则是没有魅力的女性；控制组组：短文没有附作者照片）和短文的客观质量（好、不好）两个变量组成。实验结果显示，由于辐射效应的存在，相同客观质量的短文，当被认为是有魅力的作者所写时，得到的分值则更高。

2. 容貌影响人际吸引的社会心理学原因　从社会心理学的角度来分析，容貌姣好的人在人际交往中具有吸引力的原因有以下 5 个方面。

（1）容貌姣好的人可以给人带来视觉上的美感，会引起他人的积极态度，产生积极的交往效果。美感是一种高级的情感体验，可引起个体心理的愉悦，会促使个体产生想要进一步接近目标人物的动机。尤其在异性交往中更为显著，漂亮或者帅气的人，容易给对方带来美好的情绪体验，在人际交往中也更具有人际吸引力。

（2）容貌姣好可以给人带来光环效应。人们传统上认为，漂亮的人还具有其他方面的优良品质，并且非常自然地把一些好的品质附加到漂亮者的身上，产生光环效应。个体的容貌越好，就越容易被理解成聪明、善良、成功、重要和有价值的人。人们把美好的品质与美貌联系起来，形成了一种习惯性的思维定势。为了顺应这种习惯性思维，人们更愿意与漂亮者交往。当然，在这种心理定势作用下，人们会觉得漂亮者更受人喜爱。

（3）现实生活经验告诉我们，大多数人认为只有"容貌美"才值得爱。不论是从影视剧还是其他文学作品中，被爱的人常常是漂亮的。因此，美貌起到了激发爱和反映爱的线索作用。

（4）人们常常认为，同容貌姣好的人在一起时，自身的人际吸引力也会提高，心理上有一种荣耀感和满足感。在现实的社会生活中，许多男性为了满足自己的虚荣心，都愿意找漂亮的异性进行交往。许多研究也证明了，一个男性与一位面容姣好的女性进行交往和与一位容貌平庸的女性进行交往，得到的社会评价是不相同的，人们更倾向给予与容貌姣好的女性进行交往的男性以更高的评价。

（5）爱美是人的天性。俗语说得好，爱美之心，人皆有之。容貌的重要性与人的进化过程也有着密切的关系，容貌对于个体人际吸引的重要性在人类进化的过程中就有所体现。不同文化下的人们对某些容貌特征的高吸引力存在高度一致性，甚至连婴儿都会表现出对于容貌姣好者的偏好，这说明容貌吸引力是根植于进化过程中的。

五、容貌的社会心理价值 微课

容貌在特定的社会情境中，有其重要的社会功能，能对人的社会心理产生重要的影响。

1. 容貌的社会心理价值体现在其对人际关系的影响上　美貌可以提升一个人的人际吸引，美貌具有一种社会心理力量。在异性的交往过程中，无论是在人类历史的发展过程中，还是现代社会里，美貌都起到了增强人际吸引的重要作用。

2. 容貌的社会心理价值体现在其对人们的职业影响上　在当今社会环境下，就业问题是大家普遍关注的一个社会话题，对于求职者来说，这是一个非常现实的话题。绝大多数招聘者表示应聘者的第一印象会对自己的招聘录用决策产生影响。企业的人力资源部主管也坦言，面对诸多的应聘者，他们首先审查是否符合职位条件，在同等条件和同等能力的应聘者中，企业确实会偏向选择容貌姣好的求职者。相信容貌在求职中的第一印象形成过程中的影响是非同一般的。容貌的美丑不仅会影响一个人择业成功的机会，还会影响他的薪资和晋升的机会。英国科学家发现，外形英俊的男子比外貌缺乏吸引力的男子更容易找到更好的工作和赚得更多的报酬。伦敦吉尔德霍尔大学研究人员 Killings 指出：长相一般的秘书比起漂亮的秘书，收入要少 15%。研究还发现，被认为是缺乏吸引力的男子较英俊的同事少赚 15%；姿色较差的女子亦较美丽的同事少赚 11%。不过，美貌固然重要，但有本领、有能力也很重要。当今社会，美貌和才华都是人才的资本，如果两只翅膀都具备，才会飞得更高。

知识链接

容貌对就业也有负向作用

美貌的正向作用并不总是存在，在某些情况下，会带来负面影响。当求职过程中决策者为同性时，太漂亮者便会处于劣势，人们会把漂亮同性当作假想敌，这一结论在 Agthe et al.（2012）的研究中得到证实。同样，Lee et al.（2015）证实，在选拔决策中，若候选人是决策人的竞争者时，美貌将会带来不利影响。同时，在一些工种中，拥有漂亮外貌的女性会处于受歧视地位。Johnson et al.（2014）研究揭示，在一些男性化工作岗位上，会产生所谓的"红颜祸水效应（beauty is beastly effect）"。此外，有研究发现，人们更倾向于将美貌女性事业上的成功归因于非能力因素，例如好运、得到帮助、甚至工作任务比较容易等。因此，这需要我们正确看待美貌和美容，多维度发展个人能力，提升职业素养与就业竞争力，以实现个人价值和社会贡献的最大化。

3. **容貌的社会心理价值并不总是正价值，容貌有时也会具有负价值**　如果人们感到有魅力的人在滥用自己的美貌，则会反过来倾向于对她们实施更为严厉的惩罚，反而会形成消极的社会心理负效应。1975 年有学者进行了研究，他们给被试者一致的、详细的案件材料，让他们设想自己是法官，对罪犯进行判决。所有罪犯均是女性，实验分为三组：一组是有魅力组（案件材料中同时附有漂亮的罪犯照片）；一组是无魅力组（案件材料中附有缺乏吸引力的罪犯照片）；一组是对照组（同样的案件材料却没有附罪犯的照片）。案件有两种类型，一种是诈骗，一种是盗窃。研究结果显示，对于被认为与美貌有关的诈骗上，被试者倾向于认为有魅力的女性罪犯利用美貌进行诈骗，因而明显给予重判，平均刑期明显长于其他两组，而无魅力组和对照组之间没有差异。在被认为与外貌无关的盗窃上，有魅力的罪犯则得到了更多的同情，有明显的辐射效应存在，平均判刑年数远低于其他两组。无魅力组和对照组则没有显著差异。

六、容貌缺陷的社会心理学问题

在现代社会，容貌的审美价值更是被无限制地夸大了，容貌的功利目的越来越明显。无论是东方文化还是西方文化，均默默地传播着一个观念：一个人最有价值的特征就是外表的美丽。在商业化过程中，美貌常常被作为广告宣传媒介，这无意中渲染了美貌的重要性。当美貌被视为一种正价值时，那么与美对立的丑无疑就具有了负价值。也就是说，对美的极端肯定，就是对丑的极端否定，人们在对貌美者青睐的同时，就意味着对丑陋者的厌恶。这两种截然相反的态度，对容貌缺陷者的人格、心理健康以及他人对容貌缺陷的社会评价等方面都有着深刻的影响，会给人带来不同程度的自卑感，严重的还会引起许多心理问题，影响其正常的工作、学习和生活。有些人可能因为自己鼻梁不够笔挺、下颌过宽、皮肤不够白皙、乳房不够丰满、身材不够苗条等问题而产生痛苦、恐惧、担忧等心理，甚至出现人格障碍。随着社会不断发展，容貌缺陷的社会心理问题越来越受到人们的关注。

正是因为当今社会极端地强调外表美，所以人似乎比过去更能感觉到他们自己外表的缺陷与不足，为了摆脱容貌缺陷可能给自己带来的不利影响，他们选择了美容这种方式来改善自己的容貌。因此，作为一名优秀的美容工作者，不仅要具备高超的职业技能，还要关注求美者是否存在各种社会心理问题，一方面在美容医学上给予求美者以帮助，另一方面还应该在心理上给予疏导。通过实施有效的医学美容手段和积极的心理暗示，使求美者得到他人的认可，重新建立自尊心和自信心，从社会负面影响中解脱出来。

第二节　美容与社会态度、社会影响

PPT

一、美容与社会态度

态度是行为的重要决定因素，是预测行为的最好途径。因此，态度一直是社会心理学所关注的问题。研究人们对美容的态度，不仅可以解释、预测和控制人们的求美行为，而且可以提高人们的生活质量，促进整个美容业的健康发展。

（一）态度的定义

态度是个体对特定对象（人、观念、情感或者事件等）所持有的稳定的心理倾向。这种心理倾向蕴含着个体的主观评价以及由此产生的行为倾向性。

（二）态度的特性

态度作为一种重要的社会心理现象，具有以下几种特性。

1. 社会性　态度不是与生俱来的，它是个体在社会实践过程中不断通过学习获得的。个体对美容的态度，也是通过后天与他人相互接触和相互作用，在周围环境和社会文化的不断影响和感染下逐渐形成的一种态度。

2. 主观经验性　个体的意识世界可分为两种：一种是观念的世界，它是在后天社会生活中不断积累各种经验的基础上形成的，包括信仰、价值观、人生观等各种思想观念；另一种则是经验的世界，它是在个体与周围环境的直接相互作用中形成的，以一定经验形态而存在的认识、判断、评价及各种体验与感受。

3. 动力性　态度对个体自身内隐的心理活动和外显的行为表现都具有一种动力性的影响，表现为一种激发、维持和调整的作用。

4. 双重性　人们对待同一个问题可以有内隐的或外显的态度，内隐的态度是我们自然而然产生的，有时是无意识的。外显的态度是那些我们明确意识到的、易于报告的。

（三）态度的构成要素

心理学家们都普遍认为态度由 3 部分组成，即认知成分、情感成分和行为倾向成分。

1. 认知成分　是指人们作为态度主体，对于一定态度对象所持有的信念和看法。态度必须有明确的对象，对象可以是人、物，团体或事件，也可以是代表具体事物本质的一些抽象概念，如美与丑。认知成分是态度的基础，带有判断和评价的意义。如在生活中，有些人认为双眼皮的眼睛好看，单眼皮的眼睛不好看，这就是这些人对眼睛美丑的认知。

2. 情感成分　是主体对态度对象的情绪或情感体验。它带有浓厚的情绪倾向，表现了一个人对态度对象的感觉，喜欢或不喜欢。如我喜欢半永久文眉，我不喜欢半永久文眉等。

3. 行为倾向成分　是个体对态度对象的反应倾向，即行为准备状态。如我想去做除皱手术、我想去做吸脂手术等。需要注意的是，行为倾向不是行为本身，而是做出某种行为之前的思想准备。

态度的结构中 3 种成分是相互依赖、协调一致的。人们对态度对象的认知会影响对它的评价（好感或恶感、肯定或否定），从而产生某种行为倾向。如一个人认为美容很重要，他就会对一些美容活动产生浓厚兴趣，并千方百计地企图采取美化自身的行为。但有时候，态度的 3 个因素之间会发生不一致的情况，当三者发生矛盾时，其中情感成分起主要作用，它不仅会影响行为倾向性，而且会对认知产生影响。如一个人讨厌美容手术，他就会认为美容手术是不好的、高风险的，他也不会有接受美容手术的行为倾向。

（四）态度与价值观、动机、行为

1. 态度与价值观 价值观是一个较为宽泛和抽象的概念，它为人们提供了一种进行判断和决策的准则。个体所持有的态度与价值观有着密不可分的联系。一方面，个体的态度往往反映个体的价值观；另一方面，个体的价值观影响和决定着个体所持有的态度。所以，价值观是态度的核心部分。不同的人，具有不同的价值观。不同的价值观又会导致人们对同一对象采取不同的态度。例如，竭力主张"身体发肤受之父母，不敢毁伤"观点的人和站在"绝对自然主义"立场上的人会反对用手术刀去美容；而持有"三分长相，七分打扮"观点的人，可能就不会拒绝手术美容，对他们来说，能使他们变美的任何一种成熟的美容方法，他们都可能接受。当然，态度与价值观的根本区别在于价值观是比态度更宽泛、更抽象的内在心理倾向。它没有直接的对象，也没有直接的行为动力意义。它对行为的作用是通过态度来实现的。

2. 态度与动机 动机是引起并维持人们从事某种活动以达到某种目标的内部动力。个体的某种态度促使其趋向或逃离某些事物。因此，态度具有动机功能。例如，在求美动机的激励和维持下，个体采取文眉的行动，以满足自己求美的需要，达到求美的目标，表现出个体对文眉行为持积极肯定的态度。

3. 态度与行为 态度对行为发生影响，是以动机方式进行的。但是态度和行为之间并不完全是一一对应的关系，因为行为除了受态度影响之外，还受其他因素的影响，如个人心理、人格因素，以及社会环境因素，这取决于当时的情境。如有人肯定美容的作用，也表现出积极想要实践的态势，但最后由于担心人们评说或者担心美容的预期效果等原因，而没有采取实际的美容行动。

知识链接

杜根定律

D. 杜根是美国橄榄球联合会前主席，他曾经提出这样一个说法：强者未必是胜利者，而胜利迟早都属于有信心的人。这就是心理学上的"杜根定律"。美国的哈佛大学进行了一次调查，一个人能否胜任一件事，有85%取决于他的态度，15%取决于他的智力。如果他自信，事情肯定会办好。所以一个人的成败取决于他是否自信，假如这个人是自卑的，那自卑就会扼杀他的聪明才智，消磨他的意志。因此在工作和生活中，维持强大的自信心，可以帮助我们克服困难，坚持目标，并且在面对挑战时保持坚韧不拔。

二、美容与偏见

（一）偏见的定义

偏见是人们不以事实为根据所建立的对人、对事的态度。简而言之，偏见就是不正确的态度。偏见作为一种态度，它同样由认知、情感和行为倾向3种要素构成。这种态度包含的认知成分较少，情感成分较多，因而受情感因素的影响较大。偏见可以表现为正面的偏见，也可以表现为负面的偏见。正如人们对美容的态度就会有这两种形式，即对美容产生赞同的积极偏见，认为这是快速让自己变美的方式；或者对美容产生抵触的消极偏见，认为任何形式的美容都是不好的。偏见是人类社会的普遍现象，偏见不是与生俱来的，而是个体社会化的结果。偏见形成之后常带有固执的、刻板的、泛化的性质。例如，在过去的年代，很多人对美容持有偏见，他们认为只有那些品行不正的人才会注重打扮自己（认知），因此不喜欢美容（情感），从而不会参与任何美容活动（行为倾向）。

（二）偏见形成的原因

1. 社会角度 美容偏见往往和许多社会因素交织在一起。有些偏见是由于特定时期的政治态度决定的；有些偏见则与社会风俗、民族传统相联系。总之，一个人所处的社会环境会对其审美观产生潜移默化的影响，使其形成符合这一社会环境下人们所期望的态度和认知。但是，这些态度和认知中有一部分实际上是偏见，如生活在"以瘦为美"的时代，人们对肥胖产生的偏见是可想而知的。由时代造就的偏见，往往在时代改变后才有可能纠正。

2. 心理学角度 除了社会根源外，导致美容偏见产生的原因还有心理学原因。概括起来主要包括以下几个方面。

（1）信息来源不全面或不正确 偏见总是在不全面或不正确的基础上形成的。人们常倾向于根据少数人或物的特性来推断他们所属全体的特性，或根据道听途说、人云亦云的传闻形成对某类人或物的整体印象。如由于杂志、广告等媒介大力宣传某些大品牌的化妆品，就认为化妆品越贵，效果越好。

（2）刻板印象 人们刻板印象的形成与人类认知发展有关系，人们认识事物往往根据它们的特征加以分门别类，把同一个特征往往归属于该群体中的每一个人，而不管这些群体中成员的差异，就会形成刻板印象，从而导致偏见的产生。如认为外表朴实的人做事踏实认真，爱修饰的人浮夸不可靠；认为打扮精致的人收入较好，不讲究穿着的人收入一般。

（3）过度类化 是指对某人或物的某一方面的肯定或否定，扩大到其他所有方面均加以肯定或否定。即所谓"抓住一点，不及其余"。如容貌姣好的人聪明、善良、友好、可爱等；容貌丑陋的人笨拙、愚蠢、凶恶、人品也有问题等。

（4）先入为主 人们具有在信息尚未收集齐全时就断然下结论的倾向。在印象形成过程中，先入为主就是前面提到的首因效应。人们对负面信息具有更大的敏感性，因此负面信息在印象形成过程中更容易使人作出先入为主的判断。偏见与误解有所不同，某人对他人有误解，他会在接受新的信息时改变原来的看法。而持偏见者则不同，即使面对相反的事实也加以拒绝，不愿意改变或修正原来的判断。

三、美容与社会影响

社会影响是指在他人影响下个人的信念、态度、情绪和行为所发生的变化。社会影响是一种很普遍的现象，以致人们有时意识不到。通过社会影响，人们会按照某个特定文化或文化中占据优势的模式来改变自己的态度或行为。美容成为现代社会的一种时尚，就是社会影响的结果。社会影响既包括从众、感染、模仿、服从和偏离等人际相互作用的影响，也包括社会规范、舆论、风气等对个人的影响。这里主要介绍4种与美容关系比较密切的社会影响，即从众、模仿、流行与时尚。

（一）美容与从众

从众指个体的观念与行为由于群体的压力，而向与多数人一致的方向变化的现象。这种压力可能是明确的，也可能是含糊的。用通俗的话说，从众就是"人云亦云""随大流"。从众可以表现为在临时的特定情境中对占优势的行为方式的采纳，也可以表现为长期性的对占优势的观念与行为方式的接受。从本质上说，从众是个体受到社会影响之后产生的一种适从性行为或反应。由于受到群体一致性的压力，个体为了解除自身和群体之间的冲突、增强安全感，而采用一种与群体保持一致的手段，以获得心理上的平衡，减少内心的冲突。

从众行为是人类社会实际中普遍存在的一种现象，从众行为具有双重性，其本身并无好坏之分。从美容角度来谈，从众行为积极的一面是，人们通过学习他人可以获得求美经验，增长知识，拓宽视野，修正自己的思维方式，满足人们的某种精神需要和社会安全感的需要。从众行为消极的一面是，不利于个体独立思维的发展，人们容易在"随大流""赶时髦"中失去个性，容易在盲目从众中失去自我的个性美。如当认为大众都喜欢胸部丰满的女性时，就会使得很多女性去美容医院接受丰胸手术，并一味追求大的假体，而并没有考虑到自身胸部条件以及与自身身高、身材之间的比例是否协调等因素，类似这种"盲目从众心理"在美容手术中尤其要避免。

（二）美容与模仿

模仿是在没有外界控制的条件下，个体仿效他人行为举止而引起与之类似的行为活动，其目的是使自己的行为活动与模仿对象相同或相似。在社会心理学家看来，模仿是人们有意或无意对某种刺激做出类似反应的行为方式。模仿的内容是极其广泛的，不仅限于行为举止，而且包括思维方式，情感取向、风俗习惯甚至个人性格等。几乎可以说，自人类社会诞生以来，模仿就一直与人类相伴而行，以至于许多人都认为模仿是人的一种天性。亚里士多德曾提出："模仿是人的一种自然倾向，人之所以异于禽兽，就是因为善于模仿。"

模仿与从众的区别就在于模仿是在榜样的作用下主动地追求一致，而从众是在社会压力下的被动服从。另外，它们的目的也是不同的，即模仿是为了获得群体的关注，而从众是为了获得群体的认同。模仿从本质上说是一种学习，通过学习榜样的行为而发生模仿行为。

模仿大致可分为直接模仿、间接模仿和创造性模仿。直接模仿即原封不动的模仿，如儿童对大人行为的模仿，这种模仿容易产生盲目跟从的现象。间接模仿是指在一定程度上加入自己的意愿和见解的模仿，这种行为可促使流行迅速扩大。创造性模仿是在模仿中加以创造，既可使自己区别于他人，又能使自己跟上时代潮流。

许多美容行为的模仿性很强，这是因为美容行为主要表现在人的外部特征上，比较容易被模仿。模仿的本质是一种学习，没有模仿就没有社会的发展。但是，模仿也可能将人带入误区。许多女性紧跟潮流，追逐流行，好模仿，然而她们却不知道，在模仿的同时，她们的美丽似乎增加了，魅力却减少了。有的不仅没变美，反而被丑化了。弄不好很可能就是"东施效颦"，即不成功的仿效行为。例如，若求美者未考虑到自己典型的扁平无立体感的脸部整体轮廓，而非要追求隆一个高高的鼻梁，这无疑不是一个失败的模仿行为。

（三）美容与流行

流行是指社会上相当多的人在短时间内，追求某种行为方式，使其在整个社会中到处可见，使人们相互之间发生了连锁性社会感染，即"一窝蜂"现象。流行是一种极其普遍的社会现象，具有鲜明的时代风貌。流行是一定时期内的社会现象，过了一定的时间便不再流行，若长时间持续，就转化为人们的习惯。如广场舞由一种社会流行到成为一部分人的生活习惯。在美容领域里，曾经流行文眉、文眼线，但随着时间的推移，当年的颜色和形状早已过时，人们觉得不流行了，甚至觉得难看，接下来便兴起了洗眉、绣眉、切眉等新的美容方式。流行有性别、年龄、性格上的差异，如一般女性比男性喜欢追求流行；青年人较老年人喜欢追求流行；性格上外向，有虚荣心、好奇心，喜欢变化的人都比较容易追逐流行。

流行作为一种社会现象存在以下特征。

1. 新异性 流行的内容必须是新近出现的，不同于现有的样式，具有好奇心的人们对新出现的事物愿意追随，逐渐形成流行的趋势。

2. 社会性 流行突出反映了当时的社会和文化背景。

3. 消费性 讲究流行是对财富的一种享受和消费，每次新的流行出现，都会引导大众出现新的消费浪潮。

4. 周期性　流行从形成到消失的时间较短，但在消失之后的若干时期，又会周而复始地出现。这在服饰的流行方面表现得比较突出。

5. 选择性　流行可由人们自由选择，不具有强制力。

6. 规模性　流行要有一定数量的社会成员参加，才能发生连锁性的社会感染。

（四）美容与时尚

时尚是时间与品位的结合体。时尚不仅形容事物，还往往形容一个人的整体穿着、言行等。时尚是结合流行的元素和小细节，经过拼凑和搭配，穿出自己的个性和品位。人类对时尚的追求，促进了人类生活的更加美好，无论是精神的还是物质的。时尚和流行存在一定的差别，流行更倾向于大众化，而时尚相对而言是比较小众化的。一种事物从小众化渐渐变得大众化，就成为流行。时尚可以流行，但范围是十分有限的。如果广为流行，也就失去了时尚原有的感觉。时尚比流行更前卫，它是引领流行潮流的群体所崇尚的品位和风格。时尚与流行具有共生和共斥的双重关系，在某一物品由时尚向更大的范围流行时，同时也会逐渐成为时尚所抛弃的对象。时尚通过流行得以传播，流行是时尚普及的表现。

作为一种独特的社会现象，时尚具有以下特征。

1. 前卫性与新奇性　在不同的社会历史阶段，人们对时尚也具有不同的追求和向往，但时尚永远走在时代的最前沿。比如在张扬个性的时代，越前卫、越新奇的东西，越容易成为时尚的元素。同时时尚的前卫性与新奇性特征要有一定的现实合理性和接受的群体。如果事物过于前卫，其新奇程度超过了现实和人们的接受能力，这就有可能导致此类事物在还没有演变成时尚之前，就已经被社会常规所扼杀，或者只是在小范围存在，形成被边缘化的"非主流"。

2. 奢侈性与消费性　时尚往往是在社会物质财富相对丰富的基础上产生的，人们只有具备了相对宽松的时间和金钱，才有可能追求时尚。这说明时尚在产生之初首先是在上层社会中出现的。社会成员只有在衣食无忧，物质需要得到一定满足时，才可以追求时尚以满足自身的精神需要。而商品经济也是催生时尚的最佳土壤，时尚在流行和追逐过程中，必然引起新的消费浪潮。从时尚产生的心理因素考虑，人们在追求时尚的过程中，社会群体成员之间很容易出现攀比与奢侈的行为，在这种心理因素的影响下，人们很容易过度消费，成为时尚的奴隶。

3. 短暂性与周期性　在现代社会，由于互联网的大量普及和发展，人们在接收信息方面非常迅速敏感，时尚便具有从产生到消亡这一周期的短暂性。时尚变化的周期性主要表现在时尚的流行规律。每一种得以存活的时尚在重新成为新的时尚的时候都是沿着产生、发展、传播、高峰和衰落这样的途径。我们在新生的时尚中都可以找到已经衰亡的时尚的踪影，这种变相的模拟和复制也是时尚能周期存在的一个可能性。如中国女性的传统服装旗袍，在一段时间曾被冷落，但随着传统文化被重新重视而再次成为流行时尚。

4. 模仿性与规模性　社会心理学中，人们对时尚的研究大多从研究模仿这一行为开始，所以无论在哪种关于时尚的定义中，"模仿"这一特性都是不可或缺的。在时尚的流行过程中，模仿者和被模仿者之间永恒的差距就是时尚得以传播的一个原动力，在时尚的传播过程中，只有模仿和被模仿才能促成新鲜事物不断地诞生，从而促使时尚的不断前进。时尚流行的规模大小取决于人们对该流行方式的评价，评价越高，社会影响力越大，越能唤起人们的流行意识，规模也就越大。在现代社会，广告在促成时尚的规模性上起到的作用是不可忽视的。

5. 创新与保守的双重性　这也可以理解为时尚的矛盾性。时尚以新奇的面目出现，对传统和陈旧的事物给予新的发展和创新，同时这种发展与创新又是极其有限的，它只是在社会生活的层面上进行，而不会去触动社会根本性的社会制度。

目标检测

答案解析

一、单选题

1. 下列不属于与容貌有关的社会知觉偏差的是（　　）
   A. 首因效应　　　B. 晕轮效应　　　C. 自我实现语言　　　D. 刻板印象

2. 关于容貌的社会心理价值，说法不正确的是（　　）
   A. 容貌的社会心理价值体现在其对人际关系的影响上
   B. 容貌的社会心理价值体现在其对人们职业的影响上
   C. 容貌在特定的社会情境中，有其重要的社会功能
   D. 容貌的社会心理价值总是正价值

3. 态度的构成要素不包括（　　）
   A. 行为实施成分　B. 认知成分　　　C. 情感成分　　　D. 行为倾向成分

4. 人们对某人或某一类人的固定看法称为（　　）
   A. 投射效应　　　B. 首因效应　　　C. 从众效应　　　D. 刻板印象

二、多选题

1. 首因效应又被称为（　　）
   A. 首次效应　　　B. 近因效应　　　C. 优先效应　　　D. 第一印象效应

2. 人际吸引的影响因素包括（　　）
   A. 熟悉性　　　　B. 外貌的吸引力　C. 互补性　　　　D. 相似性

3. 态度的特性包括（　　）
   A. 社会性　　　　B. 主观经验性　　C. 动力性　　　　D. 双重性

4. 偏见的构成要素包括（　　）
   A. 认知　　　　　B. 生理反应　　　C. 行为倾向　　　D. 情感

三、简答题

1. 简述人际吸引的社会心理学基础。
2. 试分析容貌与人际吸引的关系。

（李明芳）

书网融合……

重点小结　　　　　微课　　　　　习题

第五章 容貌缺陷心理

知识目标：通过本章的学习，应能掌握容貌缺陷患者的心理防御机制与心理应对策略；熟悉容貌缺陷心理的形成与心理特征；了解容貌缺陷心理学的概念。

能力目标：能准确剖析容貌缺陷患者的心理特征；能正确引导容貌缺陷患者进行有效的心理应对。

素质目标：通过本章的学习，培养良好职业素养，具备帮助求美者降低或消除自卑的职业素养和技术能力，维护自身和求美者的心理健康。

随着美容医学的发展，人们越来越意识到容貌缺陷带给人们的不仅仅是躯体形态方面的困扰，更为重要的是它对人们内心世界的影响，使人的心理和行为发生某些改变，严重的还可能形成心理障碍和精神疾病。美容业的服务对象一般都是有一定容貌缺陷或对自己容貌不满意的人，容貌缺陷对其心理影响是显而易见的。因此，作为一名美容工作者，了解容貌缺陷心理学的有关知识，对于更好地了解美容对象的需求、动机和心理特点，对于筛选美容对象、处理美顾关系以及预测美容效果等都具有重要的意义。

情境导入

情境：小李是一名初二的男生，一天早上，一个女生看了他一眼，他便偷偷照镜子，观察自己的脸，看了至少十几分钟。突然，小李发现耳后有个伤疤，脑子当即"嗡"地响了一声。他马上怀疑那女生的目光不是因为喜欢，而是厌恶。回家后小李才知道伤疤是四岁时与堂姐打架被不小心挠到的。那段日子，小李感到说不出的忧伤和绝望，他恨父母没有保护好自己，没人时就对着镜子使劲地搓那个伤疤。后来小李开始害怕照镜子，害怕碰见女生，变得自卑不堪……

思考：你如何看待案例中小李的经历？

第一节 容貌缺陷心理概述 🅔微课

众所周知，无论是先天的容貌缺陷，还是后天形成的容貌缺陷，都会影响个体的心理。容貌缺陷心理可能使人们在生活中或是求美过程中导致某些行为异常。因此，为了更好地了解顾客，服务于顾客，美容工作者必须了解容貌缺陷者的心理。目前国外对容貌缺陷心理相关知识研究得较多，在美容外科行业也有资深心理学和精神科医生积极加入，参与整个美容的科研和临床工作。而国内随着人们对美的需求度的增加，人们对美容心理也越来越重视。

一、容貌缺陷心理的含义

（一）容貌缺陷与容貌缺陷感

容貌缺陷（defect of appearance）是指人体美学方面的缺陷或是指能引起丑感的躯体缺陷，包括影响身体外在部分某组织器官的畸形、异位、缺损、色泽异常等，以及可能引起丑感的相貌形体。

正因为如此，在实际生活中我们又很难界定什么是容貌缺陷。因为万物都是相对而言的，美与丑也是如此。我们要全面地把握个体特点，根据具体情况做综合分析，学会具体问题具体分析。例如人们都崇尚大眼睛和双眼皮，于是有很多小眼睛、单眼皮的人认为自己有缺陷，纷纷投入重睑手术之中，但殊不知小眼睛单眼皮也有它的精彩。又如现在流行一种平眉，追求潮流的人不顾自己的脸型特点硬生生画出一条又长又浓又平的眉毛，其实按照美学标准，这种不符合生理特点的容貌并不美丽，而这些追求潮流的人却认为是完美的、时尚的。

所以个体容貌缺陷的存在与否，不仅与客观的躯体形态因素有关，还与社会心理因素密切相关。因此，我们把容貌缺陷的标准分为生物学标准、社会学标准和心理学标准 3 种。

1. 生物学标准　按照一般的生命个体所应有的组织器官的位置、数目、形状、大小、颜色及功能作为标准；如果出现异常则为缺陷。例如唇裂、前牙错位、骈指、脊柱弯曲、皮肤颜色异常、多毛、斜视等。

2. 社会学标准　按照一定的民族文化、历史背景和一定人群的生活习惯作为标准；如果与所属的社会规范不吻合，则视为缺陷。例如普通人群的体重标准，对于模特来说则是不合格；而且不同年代人们对美的要求不同，环肥燕瘦就是这个道理。

3. 心理学标准　按照心理常态人群的认知评价作为标准，若个体容貌明显偏离大众的审美标准则为容貌缺陷。心理异常者的判断不能作为依据，因为有妄想或感知综合障碍者（如某些精神病患者）或某些人格障碍患者（如偏执性人格、分裂性人格等）对正常形状、大小及颜色方面的认知并不客观。

容貌缺陷有多种形式和不同标准，我们把生物学和社会学标准下的缺陷（人们都可以发现、公认的客观存在的容貌改变）称为客观畸形；还有一种称为主观缺陷，即有些人的容貌，用生物学和社会学的标准来衡量是正常的，但是个体心理却认为自己容貌不佳、形体不美，自己主观猜忌，也就是我们说的容貌缺陷感。

容貌缺陷感（defective sense of appearance）是指个体对其容貌或形体不满的感觉。一般来说，容貌缺陷与容貌缺陷感是相伴随的，但是两者并不完全一致，这就是说，没有容貌缺陷的人也可能有容貌缺陷感。原因在于人的感觉是有差别的，这种差别的基础源于人与人的心理过程和个性的不同。

（1）容貌缺陷，引起容貌缺陷感为正常现象，反应强烈可能导致心理问题；容貌虽有明显的缺陷，但无明显的容貌缺陷感，这是心理正常或不正常两种情况都可能存在的状态。

（2）容貌无缺陷，但由于心态或认识等方面的心理问题，反而会有容貌缺陷感。可见生物学的标准最普遍、最直接，也最容易把握，而社会学标准和心理学标准范围更为复杂，不容易把握，所以美容医生不可忽视美容心理。

容貌缺陷可能通过社会评价和自我评价以及个体针对缺陷所采取的一些行为，引起心理行为上的改变。容貌缺陷心理是指由于人体在容貌上存在某种缺陷而导致的心理行为的改变。美容的实践证明，容貌缺陷给个体带来的不仅是躯体的变形或缺损，而且对个体的精神活动产生重要的影响。容貌缺陷对个体心理行为的影响是缺陷心理学的研究内容。

知识链接

容貌缺陷与心理的关系

容貌缺陷与心理的关系可以用 3 个"d"开头的英文字母来概括：defect - defence - defective。"defect"指缺陷、缺点，"defence"是指防御、防卫，而"defective"则是身心有缺陷的人。容貌缺陷会使人心理不平衡，为使心理免受痛苦，就要实行心理防御机制，过度防卫或防卫无效，就会使个体成为一个有心身缺的人。

（二）缺陷心理学与容貌缺陷心理学

缺陷心理学（defect psychology）是医学心理学的一个分支学科。其主要研究容貌形体有缺陷或有缺陷感的人的心理学问题，以心理学的方法与技术，通过行为的补偿和技能的训练，使他们能正常生活，解决其社会适应、家庭生活等问题。

容貌缺陷心理学是以缺陷心理学为基础，研究容貌缺陷对人的心理的影响以及容貌缺陷与心理障碍的关系、心理防御与容貌缺陷者的心理补偿、容貌缺陷导致的心理障碍（如压抑、抑郁、悲观，缺乏信心，封闭自己等）、美容与神经症、变态心理的关系等内容。

二、容貌缺陷心理学的研究任务

容貌缺陷心理学的研究涉及内容较广，主要包括美容学和心理学这两大方面。它对于探索人的心理行为的发展、变化及其规律，对于了解心理障碍的成因和进行心理评估以及对于心理干预均有重要意义。

容貌缺陷心理学的研究内容主要有以下几个方面。

1. 容貌缺陷心理的表现　包括在认识过程、情绪、意志过程、个性等方面是否有改变，有怎样的改变，这些改变与容貌缺陷有怎样的关系，具体表现是悲观、懊恼、愤怒还是无所谓或偏激。

2. 容貌缺陷引起的心理问题或心理障碍　心理障碍有哪些，哪些容貌缺陷会引起这些心理问题，各种容貌缺陷对心理行为的影响有什么规律或特点。

3. 容貌缺陷引起心理问题的途径　容貌缺陷本身是否可以引起心理问题，是否通过生理的、社会的、心理的途径导致心理问题。具体表现为是通过别人的议论还是遇事受挫，或是自认为如此等。

4. 容貌缺陷心理对于美容心理的影响　个体对于美容的动机是什么，对美容过程或结构的要求又是什么，个体通过什么样的途径去美容，个体对美容有什么期望。

5. 容貌缺陷心理对美容过程的影响　如何根据患者容貌缺陷心理决定是否施行美容；如果实施美容，应该做哪些准备；容貌缺陷者的心理问题对于设计美容方案、选择美容方案有什么作用；怎样通过患者的容貌缺陷心理进行美容的预后处理。

6. 容貌缺陷心理的评估　容貌缺陷心理的评估有什么特点，需要运用哪些方法评估。

7. 容貌缺陷心理干预　在美容过程中对哪些容貌缺陷进行心理干预；如何掌握心理干预的时机；美容过程中对容貌缺陷的心理干预有哪些方法；这些心理干预由谁来进行。

在美容过程中，容貌缺陷的心理问题可在不同的时期被发现和进行干预，例如，在决定是否进行美容、施行美容术前、美容术中、美容术后等时期。

三、研究容貌缺陷心理的目的和意义

在临床实践中我们会接触一些有容貌缺陷心理或容貌缺陷感的人，他们的美容行为不仅是要求美，在某种意义上还要满足他们的心理需求，消极的体像直接影响美容者的心理行为。有些人因为形体丑陋，心理上会有挫折感、情绪沮丧；有些人仅有一些轻微的缺陷，却自认为十分丑陋而出现严重的心理障碍；还有一些人即使在外表缺陷纠正后，消极体像也不会随之消除，这些都是容貌缺陷心理问题。容貌缺陷心理是容貌缺陷心理学的研究对象。容貌缺陷心理学是研究容貌缺陷者的心理活动规律和特点的学科，主要研究容貌缺陷对人的心理的影响，容貌缺陷者的心理问题，以及干预容貌缺陷心理的方法与技术。通过对以上内容的学习，有助于求美者形成积极的体像心理，从而对提高求美者的生活质量具有重要的指导意义。

学习容貌缺陷心理，也是我们作为工作在一线的美容工作者的基本要求。因为它能让我们更好地分析求美者的心理特点，从而真正掌握求美者的美容需要和美容动机，指引我们针对不同的动机采取适当的应对措施，是立即手术还是保守治疗或是心理治疗，同时这对于美容方案的设计、美容前准备、判断预后、美容过程中的医患关系等都具有重要意义。

第二节　容貌缺陷心理的形成和心理特征

PPT

一、容貌缺陷心理的形成

容貌缺陷心理形成的原因是多方面的，一般要根据容貌缺陷的 3 个标准入手，即生物学标准、社会学标准和心理学标准，容貌缺陷心理的形成主要受这 3 种因素的影响。生物学因素主要包括容貌缺陷的性质、程度，对个体生理、心理功能的影响，以及个体原有的生理特点。心理社会因素包括性别、年龄、个体经历、社会规范、民族文化、历史传统、生活习惯、认知评价等。总的来说，个体客观的容貌缺陷及其造成的生理功能障碍会影响其心理活动和行为，可能造成心理问题，但这不是心理问题形成的必要条件。没有缺陷的人也可能会有缺陷感，这主要是心理社会因素的作用，与其所处的社会环境、风俗习惯、个人认知模式、人格特征、行为方式等有着密切的联系。

（一）体像因素

体像分为积极体像和消极体像。容貌缺陷感是个体对其容貌或形体不满的主观感觉，是一种消极的体像。生活中我们可以将其分为两种类型：第一种是认为自己体像异常，例如体重超标者想变得更苗条；第二种是认为自己有缺陷，比如兔唇患者、招风耳患者等。通常一个人的容貌缺陷感越强烈，其体像困扰也越严重。消极的体像认知使患者产生消极的情绪，面对缺陷，有的自卑，有的恐惧，有的怨天尤人，有的悲观绝望，有的忧伤自怜，有的暴躁愤怒，从而引发各种心理问题，导致心理障碍的形成。

（二）缺陷本身因素

缺陷是人体容貌客观存在的不正常状态，属于生物学范畴。客观容貌缺陷会引起个体心理和行为上的反应，如产生焦虑、抑郁、愤怒等不良情绪，严重的则可能导致心理障碍。但是容貌缺陷发生的原因、部位、程度和性质与心理问题的种类和程度密不可分。

1. 缺陷感发生的原因　首先，先天性缺陷的患者会随着年龄的增长，心理影响越来越明显。由于婴幼儿的无知，先天性容貌缺陷在婴幼儿期对心理发展影响不明显，但是随着年龄的增长，自我意识感增强，个体在交往过程中逐渐体会到自己的缺陷给自身带来的影响，人际关系变得复杂化。随着时间的推移，对其心理影响越来越深刻而持久。先天性容貌缺陷者的人格发展可能逐渐偏离正常，形成人格障碍。其次，意外事故造成的容貌缺陷者，由于缺陷影响到以后的生活和工作，从而他们会产生焦虑和抑郁情绪。有的会产生强烈的自责感，责怪自己不小心；有的抱怨老天的不公，为什么这样的不幸会发生在自己身上。最后，被人为伤害造成容貌缺陷的患者会产生强烈的情绪反应，如焦虑、抑郁、愤怒，心理极度不平衡，甚至产生报复心理，容易引发各种严重的心理问题，如抑郁症、精神病、自杀等。

2. 缺陷程度　一般发生在越暴露的部位，程度越严重的容貌缺陷心理的影响会越大。例如，面部、颈部、四肢等部位的明显缺陷对人的生活和社会交往影响较大，因为这些部位的缺陷经常暴露在众人面前，因而对个体的心理影响大。如果缺陷不易被自己和他人察觉，或者缺陷比较轻微，则对个体的心理影响小。

3. 缺陷性质   一般情况下，影响到了生理功能的容貌缺陷个体比单纯性容貌缺陷个体带来的心理问题要多。有的缺陷仅仅是影响人的外观容貌，让人产生不美感，对个体的生理功能没有任何影响，如躯干部分的疤痕等，这类缺陷对个体心理影响一般较小。有的缺陷既影响美观又影响生理功能，给人的生活带来诸多不便，这类缺陷则对个体心理影响较大。例如，肢体残缺者失去了正常机体功能，生活不便，容易产生自责、自罪和内疚感。

（三）人格因素

人格是指一个人的整体精神面貌，即具有一定倾向性的和稳定的各种心理特征的总和，也称个性。人格健康者，心理问题相对较少，发病轻，易矫正；相反，人格障碍者，心理问题相对较多，发病重，难治疗。性格开朗、乐观、热情、大方、自信者能坦然接受不幸的事实，在经历短暂的痛苦后能客观接受容颜的改变，积极地生活；而性格内向、孤僻、偏执、忧郁、自卑者本身就多愁善感，他们对容貌过分关注，对缺陷比较敏感，不容易接受现实，可能因为缺陷而悲观、绝望，痛不欲生，更易产生心理障碍。

（四）行为因素

无论是生物学还是社会心理学标准下的容貌缺陷，个体都可能采取一些行为来消除缺陷，以减轻、缓解或消除缺陷感，避免心理上的痛苦和烦恼，但是这些行为和行为的结果又可能会导致新的心理问题。例如，肥胖者为了快速达到苗条的身材，做了吸脂手术，若手术成功，达到了预期效果，心理问题自然迎刃而解；但如果腹部出现瘢痕，或是凹凸不平，或是皮肤松弛，这将会给个体带来新的心理问题。

（五）社会因素

容貌缺陷的个体不是与世隔绝的，其生活不能脱离社会这个大环境。受多种因素的影响，社会上不可避免地存在对容貌缺陷者的歧视和偏见。无论是个人的恋爱、婚姻、社会交往，还是求职、就业，都可能因容貌缺陷而受到影响，致使他们在这些方面受挫，从而对其心理行为造成不良影响，社会中，部分容貌缺陷者因此出现心理障碍。例如，长相甜美的女孩在各个方面都受到优先待遇；相反，有容貌缺陷的人在某种程度上受到不公平待遇，从而使个体在与人和事的接触中形成较为严重的恐惧、自卑、担忧和绝望等情绪。有些人会抱怨社会的不公，甚至会产生仇视社会的变态心理；有些人在人际交往中因自己身体的一些缺陷而受到周围人的歧视和嘲笑，变得自卑、敏感、多疑、敌对，缺乏应有的自信心，严重者甚至会诱发报复或自杀行为。

二、容貌缺陷者的心理特征

由于引起容貌缺陷的原因不同，因而个体各具不同的心理特征，总的来说包括以下两个方面。

（一）先天性容貌缺陷者的心理特征

具有先天性容貌缺陷的幼儿因为接触事物较少，所以心理变化不明显。但是随着年龄的增长，4~6岁的儿童户外活动增加，因为缺陷在游戏中受到排挤和鄙视，因此会产生自卑感，表现为害羞、怯弱、遇事优柔寡断，有的为此哭闹不止。学龄期儿童因为被小朋友讥笑、排斥、嘲讽，使他们变得过分依赖大人，甚至出现一些攻击行为，如发怒、反抗，对周围物品随意破坏，还可能发生兴趣与爱好的突然改变等。进入青春期后，有容貌缺陷的人因担心被人歧视而忧虑不安，尤其女性因为面临求学、就业和恋爱等诸多问题，有很强的自尊心，因为有自卑感而不愿意参加社会活动。到了中年，工作与婚姻问题已成定局，认知水平也渐趋于成熟，心理上容貌缺陷感逐渐减弱，生活的勇气显著提高。老年人则对外貌异常习以为常。

先天性容貌缺陷的人在求美中能主动与美容医护人员紧密配合，期望值大多是希望恢复生理功能，由于术后改变较为明显，患者大多对术后效果比较满意。

（二）后天性容貌缺陷者的心理特征

后天性容貌缺陷一般是由于突发性意外灾害或故意人为外伤所致。由于患者的平静生活受到破坏，心理活动极其复杂。患者可能会受到来自家庭、社会等诸多因素的影响，造成心情抑郁、自卑、羞怯。有的患者以自我为中心，对健康、前途和家庭特别担心；有的患者富于联想，感情脆弱、易怒、失眠、多疑，渴望见到亲人又害怕见到亲人，渴望走向社会又惧怕走向社会等。严重者甚至认为自己成了家庭与社会的负担，痛不欲生。他们急切希望通过手术矫正外露部位的异常，求美欲望较强，对外形美的要求也较高，对术后结果的期望是能够恢复到受伤前的状况。因此，美容医护人员在针对这些顾客的时候，应调整他们的心态，注重心理护理，鼓励他们树立生活的信心和勇气，同时要说明手术方案的整体要求、手术原理及主要步骤，手术前后机体的反应特点以及注意事项等。手术前应反复征求求美者对手术方案的意见，以取得密切合作，达到最佳治疗效果。

第三节　容貌缺陷者的常见心理问题

曾经有个报道，一个孩子因为看到一位面部严重烧伤的患者而吓得顿时大哭，孩子妈妈就气愤地打了患者一记耳光。事后，这位患者哭诉，他不在乎这位母亲的一记耳光，而在意的是没有世俗观念的孩子都不能接受他，那他要步入社会是多么不易。可见，容貌具有它的社会价值。如果在容貌或形体上存在缺陷，个体在社会生活必然受到影响，也可能会产生不同程度的心理问题。容貌缺陷者的心理问题多种多样，可以概括为认知、情绪、人格和行为四个方面。

一、容貌缺陷者的认知问题

认知或认识（cognition）在心理学中是指通过形成概念、知觉、判断或想象等心理活动来获取知识的过程，即个体思维进行信息处理的心理功能。容貌缺陷者的认知功能会受到不同程度及多种因素的影响，认知活动方面会出现异常，甚至造成认知功能障碍。容貌缺陷者的认知问题主要表现在记忆、感知、注意和思维等方面。

（一）记忆异常

1. 记忆增强　容貌缺陷者对与自身缺陷有关的各种信息（如报纸、杂志、电视、网络等）有关容貌缺陷的信息记忆增强；对伤害自己的人或事件不能释怀；因意外事故毁容者，对灾难发生瞬间有刻骨铭心的记忆，头脑中时常不由自主地闪现当时的场面。

2. 记忆减退　因为患者只沉迷于与容貌缺陷有关的因素，忽略了其他方面，所以可表现为对其他方面的信息的记忆减退，学习、工作和生活直接受到影响。

（二）思维异常

容貌缺陷者的思维异常主要表现为思维判断能力的降低，做事优柔寡断，瞻前顾后，自卑感增强。有的患者出现联想增多、逻辑混乱或诡辩性思维，可表现为不能克制地重复想象自己的缺陷消失了，容貌变美丽了或是颠覆审美标准，认为别人的容貌是丑的而自己是最美的；有的患者把别人无意的目光、表情联想成对自己缺陷的厌恶和歧视。

（三）注意力和感知觉偏移

过分关注自己的缺陷和因缺陷导致的心理痛苦是容貌缺陷者的主要心理问题。有的患者全身心将注意力集中在自己的缺陷部位，并与别人进行比较，纠结自己与他人的异样，从而严重影响了学习、工作等正常社会活动。有的患者似乎不关心自己的容貌，忽略自己的容貌缺陷，逃避容貌缺陷带来的痛苦。

由于容貌缺陷者对自身缺陷的注意力的偏移，其感知也会出现异常敏感的状态。有的患者会把自身知觉到的缺陷任意地放大或歪曲，不敢照镜子，觉得自己越看越丑，形成恶性循环。有的患者不仅有体像错觉或体像障碍，甚至躯体出现莫名的幻觉，如感到四肢发痒，像有虫在皮肤上爬行。还有的患者产生了时间错觉，把自己穿越到臆想的空间里。有的患者甚至遇事悲观，对自己失去信心，整日郁郁寡欢，度日如年。

二、容貌缺陷者的情绪问题

容貌缺陷者最常见的心理问题是情绪困扰，各种负性情绪折磨着他们，令他们痛苦不堪。容貌缺陷者常见的情绪问题主要有抑郁、焦虑、抱怨和愤怒等。

1. 抑郁　容貌缺陷者由于健康容貌、婚姻、家庭、工作、名誉、地位等的缺失，导致自卑，情绪长期抑郁，伴随的是长久的孤独感，有的沉默寡言形成孤僻的性格，有的性格悲观失望，严重者甚至绝望、轻生。

爱美之心人皆有之，渴望自己拥有美好的容貌和形体是人类应有的天性，而各种原因导致的容貌缺陷使这种天性受到无情地扼杀。在社会生活中，他们婚恋受挫、职场失意等严重影响到情绪。抑郁是使人们求美的需要受挫而形成的必然结果。后天形成的容貌缺陷者比先天性容貌缺陷者更容易产生抑郁情绪反应。尤其是成年后家庭地位等诸多因素已经趋于成熟，若因意外导致缺陷，他们的丧失感会反应更强烈。例如，能歌善舞的人失去下肢，因意外事件毁容等。他们失去了生活能力，失去了熟悉的人际圈，失去了原有的社会地位，觉得世态炎凉，存在感降低，生活消极，陷入抑郁的情绪状态。

2. 焦虑　是人们面对即将发生的重要事件或预感有危险发生时出现的担心和紧张不安的情绪状态。焦虑是人们日常生活中的一种保护性反应，适度焦虑有益于个体应对环境变化，过度焦虑则有损身心健康。

不同程度的焦虑是容貌缺陷者中普遍存在的情绪问题。焦虑的产生原因随着不同事件的发生或同一事件的不同阶段而有所不同。有的患者因为生活和工作中不得不与人接触，不得不在他人面前暴露自己的缺陷而焦虑；有的患者还会考虑到今后的婚姻、家庭工作等问题而感到焦虑不安；有的人因自我完整性被破坏而产生焦虑；有的患者在寻求整容手术过程中产生新的问题，本来想通过手术解决容貌缺陷问题，但又怕治疗效果不理想；有的患者对手术信心十足，但对高额的医疗费望而却步，担心因治疗而增加经济负担而焦虑。

焦虑会导致容貌缺陷者出现心理异常，在认知方面表现为注意力分散，事事担忧，生活失去兴趣爱好，对外界事物漠不关心，产生思维错觉等。在情感方面表现为烦躁不安、易激动、哭泣，时而发呆不语，时而捶胸顿足，情绪反复无常等。

3. 抱怨　抱怨命运不公是容貌缺陷者的又一表现。怨天尤人或自责是容貌缺陷者普遍的、无奈的心态。因为看到别人花容月貌，而自己却不能改变容颜。表现为很痛苦，恨父母，怨恨天道不公，把灾难降临到自己身上，甚至怀疑自己的生命是无价值的。

4. 愤怒　是指个体在追求目标和愿望过程中受阻时产生的伴有紧张感的消极情绪反应。愤怒是容貌缺陷者常见的异常心理，多表现为爱发脾气、坐卧不安、躁动、易激惹、对人和事充满敌意、行为失控等。

随着年龄的增长，先天性容貌缺陷者进入社会后自尊心容易受挫，愤怒情绪也会逐渐加重。后天性容貌缺陷者会因造成容貌损害的原因和过程而表现出不同的愤怒程度。因意外事故造成的容貌缺陷，容貌缺陷者会对造成事故的原因或过程抱怨，抱怨自己为什么这么不小心，为此自责，长期处于愤愤不平中。如果是他人侵害所致的容貌缺陷，其愤怒感更强，在愤怒情绪支配下，可能对侵害者产生报复心理，施加攻击行为。愤怒使容貌缺陷者在做事时判断能力受到扭曲，人际关系也因此受损，给自身形象带来负面影响。

三、容貌缺陷者的人格问题

容貌缺陷对人格发展的影响也是很明显的。临床分析表明，容貌缺陷者中52%的人存在不同程度的人格异常。容貌缺陷对人格发展的影响因人而异，与容貌缺陷产生前的人格特征、容貌缺陷的性质和严重程度、缺陷对生理和社会功能的影响程度及个体的社会支持系统等多种因素有关。一般而言，发生在面部或易被察觉到的部位的缺陷对人格影响更大；缺陷发生前就存在一些人格问题者比人格健康者更容易产生人格障碍；缺乏社会支持，缺少关心和同情，经常受到他人歧视者也容易产生人格障碍，生理功能和社会功能受到较大影响的患者更易诱发人格问题。

容貌缺陷者往往会产生否定性的自我评价，自信心下降，自我价值感丧失，形成自惭形秽的自卑感。自卑感作为一种内在的心理压力，会使个体心理上失去平衡和感到不安。强烈的自卑感使容貌缺陷者感觉自己处处不如人，陷入长期性的自我贬低状态，惧怕或不愿与人交往，脱离与人和社会的接触，把自己封闭在一个狭小的生活空间里，极易形成孤僻的性格。有的性格懦弱，过分依赖他人，产生不安全感，易受伤害，优柔寡断；有的性格严重内向，拒绝与人交往，过着孤独寂寞的生活；有的形成扭曲的自尊，对人敏感多疑，仇视社会，易发脾气，性格暴躁，好攻击；有的性格倔强，固执己见，对人缺乏信任，嫉妒心强。

四、容貌缺陷者的行为问题

受社会因素的影响，容貌缺陷者可能会受到不公平的偏见和歧视。积极向上的容貌缺陷者一般能正面接受现实，他会把阻力变动力，能积极克服困难，会在逆境中磨炼自己，使意志增强、意志活动增多。有很多人为了弥补容貌上的缺陷，就努力在学业上，或工作中努力，寻求满足感和成就感。例如，奥地利精神病学家，个体心理学的创始人，人本主义心理学的先驱，现代自我心理学之父——阿德勒，就是个成功的例子。阿德勒出生于一个商人家庭，条件富裕，但因为他长相既矮又丑，且体弱多病，老师和同学都看不起他，而被视为差等生，老师甚至建议他去当一名制鞋的工人。就是在这样的逆境中，他不气馁，顽强学习，最终成为著名的心理学家。当然也有反面的例子，有些容貌缺陷者不能接受残酷的现实，在逆境中生活失去信心，自暴自弃，出现意志缺乏或减退，表现为行为消极被动、退缩，缺乏应有的主动性和积极性。自卑感强烈的容貌缺陷者会认为自己是个无用之人，设法逃避外出，不愿意见人，不愿意与人交流，做任何事都需要家人的协助完成，甚至完全依赖别人，主观能动性降到最低。还有的容貌缺陷者产生悲观绝望，厌世轻生的想法，最后可能做出自残、自杀、伤人、杀人等极端行为。例如，曾有过报道，一个3岁多的全身长满黑毛的孩子，因为觉得自己与别的孩子不一样，怕被别人笑话，用火柴去烧自己的手臂，幸亏发现及时，但还是留下了一道触目惊心的伤疤。还有一些容貌缺陷者，性情暴躁，被人讥讽、嘲笑的时候，其攻击行为增多，可能会正面攻击伤害自己的人，也可能通过其他方式来发泄不满情绪，如摔东西、毁物、对不相关的亲人发脾气等。

第四节 容貌缺陷者的心理防御机制与心理应对策略

PPT

一、容貌缺陷者的心理防御机制

（一）心理防御机制的概念

心理防御机制（mental defense mechanism），也称心理防卫机制或心理自卫机制，指个体在挫折与冲突的紧张情境时，其心理活动具有的减轻内心不安，以恢复情绪平衡与稳定的一种适应性倾向。

目前，心理防御机制已经得到心理学界的广泛认可。该概念最早是由弗洛伊德提出来的，他把人格结构分为本我、自我和超我3个部分。防御在人格结构中属于自我的功能。自我受到超我、本我和外部世界3方面的围攻，如果它难以承受其压力，则会产生不安、焦虑等情绪反应。而这种情绪的产生，促使自我发展了一种机能，即用一定方式调解冲突，缓和3种危险对自身的威胁。既要使现实能够允许，又要使超我能够接受，也要使本我有满足感，这样一种机能就是心理防御机制。一般来说，防御是在潜意识里进行的，因此个体并不会意识到它在发挥作用。根据个体防御机制的特点不同，导致的结果也不同。

心理防御机制广泛存在于任何一个人。当人们遇到伤感、焦虑等不良情绪时或遇到挫折困难时，为使自己恢复平静的心情，人们往往采取两种行为：一种是接受现实，用积极态度和方法去面对现实中的矛盾，善于发现问题，并能设法解决问题；另一种是采取消极的态度与方法回避矛盾。不论是消极方法还是积极方法，人们都能用自己能接受的方式加以解释和处理，从而减少痛苦和不安，获得心理的平衡。这一以恢复情绪上的平衡并保持心情安宁与稳定的反应形式便是心理防御机制。

从某种意义上讲，积极的心理防御机制能激发主体的主观能动性和斗志，最大限度地发挥人的潜能，战胜困难，能使心理达到一个正面平衡。消极的心理防御机制主观上满足了自己，心情得到了释放，但遇事出现退缩甚至恐惧，甚或导致心理障碍。

自我防御机制有3个特点。

（1）避免和减轻各种消极的情绪状态是防御机制的主要作用，可用于各种心理冲突和各种挫折。

（2）歪曲现实是大多数人对挫折的主要防御机制作用，表现为对各种事实视而不见，听而不闻。

（3）大多数防御机制在起作用时，通常是无意识的，不知不觉中采取的自我保护措施。如果人们意识到自己在歪曲现实，这种歪曲就不能起到避免和减轻消极情绪状态的作用。

（二）心理防御机制的分类

1. "自恋"心理防御机制 又称为"精神病性"心理防御机制。这种防御机制是最原始的，无视现实而以自己希望为事实的心理防御机制。这些机制是5岁以内孩子最早时期使用的心理机制，也常见于成人精神病患者的梦中和幻想中。这种机制的使用者不能主观分清自己与现实之间的界限，以"我"为主体，不能用"客观"和"公道"的冷静态度去看外界，常轻易地否定、抹杀或歪曲"事实"，来保护自己。"自恋"心理防御机制主要包括以下几个方面。

（1）否定作用（denial） 是指无意识地拒绝承认或彻底"忘掉"那些不愉快的事实来逃避心理上的焦虑，起到保护自我的目的。否定作用是最原始的心理防御机制。意志薄弱而知识结构又单纯的人，常会情不自禁地使用否定机制。如拒绝承认已发生在自己身上的悲剧，已经被严重烧伤的患者，一开始往往不愿意照镜子看到自己的脸，甚至把镜子毁掉来否认现实，使自己沉迷于以前的回忆中，所谓"眼不见为净"就是这个机制。再如，小孩不小心摔坏东西怕被批评，往往一瞬间用手把眼睛蒙起来，以否认已发生的事实，这也是无意识地启动了否定的机制。

（2）歪曲作用（distortion） 是把客观存在的事实加以曲解变化，并且内心十分肯定自己的主观臆断，以迎合自己内心的需要。如把别人的讽刺当成赞美，把别人的否认当成是嫉妒等。歪曲作用与否定作用性质相同，都是无视外界客观事实，是原本的心理或精神病性的机制之一。因歪曲作用而呈现的精神现象，以妄想或幻觉最为常见。如夸大性地相信自己是神或皇帝等。

（3）外射作用（projection） 也称投射作用，通常是指主观地将自己所不喜欢或不能接受的性格、态度、意念或欲望、不良的思绪、动机等凭空嫁接到别人的身上或外部世界去，或者是用自己的想法去推测客观事实或别人的想法。认为"我"是这样想的，大约别人也是这样想的，把自己的失误归于其他原因，不能承担自己应有的责任或把自己的过错归咎于他人，从而得到一种解脱的防御机制。"以小人之心度君子之腹""我见青山多妩媚，青山见我也多情"，都是典型的投射例子。这种外投射作用也是产生妄想的基本机制，所以现实中，妄想症患者因为有被迫害妄想，有时会对别人或某些社会团体表现为严重的偏见、过分的猜疑而拒绝与人接触、对外界危险过分警觉。

2. "不成熟"心理防御机制（immature defense mechanism） 常见于 5 ~ 15 岁的青少年、性格障碍者以及在心理治疗中的成人。这种机制在一定程度上改善了人际关系，减轻了一些在别人看来没有必要的但本人十分在意的烦恼。"不成熟"心理防御机制主要包括以下几个方面。

（1）内射作用（introjection） 也称摄入作用，与外射作用或投射作用相反的一种心理防卫机制。内射作用是广泛地、毫无选择地、不假思索地吸收外界的事物，而将它们归属于自己内在的人格特征。它是外在客体向内在精神表象所替代的过程，内射使主体的自主性逐渐增强。作为一个防卫过程，内射减轻了自我的分离焦虑。由于内射作用，有时候人们爱和恨的对象被象征地变成了自我的组成部分。如当人们失去亲人时，常会模仿亲人的特点，使亲人的举动或喜好在自己身上出现，慰藉内心因丧失亲人而产生的痛苦。相反，对外界社会或他人的不满，在极端情况下会变成对自己的恨，自罪感强烈，有可能产生抑郁和自杀行为。

（2）仿同作用（identification） 是把自己崇拜的人，一般是指比自己地位或成就高的人的特征加到自己身上，并以此自居。这种机制可以消除个体在现实生活中因无法获得成功或满足时，而产生的挫折所带来的焦虑。这是一种潜意识的心理自卫机制，他能选择性地吸收、模仿或顺从自己所向往的人或团体，取别人之所长归己有，并将其作为自己行为的一部分去实现，以此掩饰自己的短处。他的期望是自己崇拜的人就是自己，别人也会同样来敬佩我。一般来说仿同的动机是爱慕，是正常的心理现象，也是儿童早年的心理防御机制，是未成熟的心理活动。"东施效颦""狐假虎威"就是这个例子。例如在现实生活中，一些明星的粉丝纷纷效仿明星的一言一行，甚至不惜重金去做整容手术，并在现实中渴望自己和明星一样受到追捧，在一定程度上减少了因挫折而引起的焦虑情绪。

（3）退行作用（regression） 当人们遭受挫折时，采取与自己年龄不符的幼稚行为来应对现实困境，使用幼稚的方式去回避现实，从而摆脱痛苦或满足自己的欲望，这也属于退化现象。

对于已养成了良好生活习惯的儿童来讲，若遇到自己不喜欢或担心的事就表现出尿床、吸吮拇指、好哭、极端依赖等行为。对于成人，遇到问题时本来应该采取成人的方法和态度来处理事情，由于某些原因，他们会采用较原始的行为反应。例如，成人会在无法忍受痛苦时会像小孩一样失声痛哭。偶然"倒退"，能使患者减轻压力，释放心情，还能给生活增添不少情趣。但是如果经常使用这种原始而幼稚的方法来面对困难，通过利用自己的原始行为来取得别人的同情与照顾，其退行就是一种心理症状了，需积极治疗，及时纠正。

（4）幻想作用（fantasy） 是指个人遇到现实困难时，将自己暂时脱离现实，在幻想的世界中以幻想的方法，使自己内心得到平静，让欲望得到心理的满足，如"灰姑娘"型的幻想。青少年经常以"白日梦"的形式幻想自己无法实现却觉得就在眼前的情境，在幻想中满足某种欲望。可以说幻想是一种思维上的退化。因为在幻想世界中，可以不必按照现实原则与思维逻辑来解决问题。可根据个体的臆想需求，天马行空。可见幻想所得到的心理满足并不是真正意义上的满足，他最终无法摆脱残酷的现实问题，是人格不成熟甚至是心理疾病的一种表现。人们应该以积极的态度勇于面对现实，并积极应对困难，竭尽全力来解决问题，使自己的心灵得到彻底地净化，否则经常生活在自己的幻想世界中，只能放纵和麻痹了自己，会显现出歇斯底里和夸大妄想等症状。

3. "神经症"心理防御机制 较前两类防御机制有所进步，渐趋于成熟，能分辨出什么是自己的冲动、欲望，什么是现实的要求与规范，尽管表面上可能没做出过激的行为，但心理可能隐藏着巨大的纷争，心理上给不自信的自己找到自信的理由。此防御机制因常被神经症患者使用，故被称为"神经症"心理防御机制。

（1）潜抑作用（repression） 是各种心理防御机制中最基本的方法，是指把不能被意识所接受的思想、愤怒、冲动、情感等，在无意识状态下抑制到潜意识中去的作用。在生活交往中，有些事件会触发我们的情感，一般地，我们会做出顺其自然的直接表达，但在特别的情况，我们的反应会无意识地将真正的情感、感受控制到潜意识之中，从而不会破坏已有的平静。这些潜意识中的念头、情绪和行为，虽不被意识发现，却很可能不知不觉地影响我们日常的行为。"俄狄浦斯恋母情结"就是潜抑作用。

（2）隔离作用（isolation） 是从意识境界中把部分已然发生的不好的事实加以隔离或代替，不让自己意识到，避免产生不愉快的感受。最常被隔离的是整个事情中与事实相关的感觉部分。人死了，不说死，而说"仙逝""长眠"和"走了"等，用以减轻悲痛，化解不祥之感。这就是隔离作用的结果。

（3）转移作用（displacement） 是指个体由于某种原因无法向某一对象发泄情感时，便通过潜意识转移到另一替代者身上，通常是把对强者的情绪、欲望转移到弱者身上。它是将在一种情境下是危险的情感或行动转移到另一个较为安全的情境，使心情释然。如"迁怒"就是典型的事例。如有的人在工作中受到不公平待遇，迫于面子不敢发泄，就回家与自己的家人发脾气，以求释放，家人受到无名火又把气撒在孩子身上，孩子再接力给自己的玩具，这种愤怒的转移能使心情得以平静。"爱屋及乌""一朝被蛇咬，十年怕井绳"，也是转移作用的一种。

（4）反向作用（reaction） 又称为"反感形成"或"矫枉过正"现象，是个人有些隐藏在潜意识中的欲望不愿显露，除了压抑之外，在行为上采取与欲念相反的方向表现出来，或者说主观采取某种与潜意识完全相反的看法和行动，表面上完全符合社会道德规范，一定程度上麻痹了自己内心焦虑或恐惧的情绪，也蒙蔽了大家的心理。例如心里对某人憎恨，因碍于身份或道德观念，报复之心不便显露，反而改以超乎寻常的友善态度对待之。难怪小品中也有这样的段子：丈夫对妻子突然特别好，妻子就怀疑丈夫是不是背着自己干了对不起自己的事。还有"此地无银三百两"的故事也是反向作用的例子。

（5）抵消作用（undoing） 是指以象征性的事情来抵消已经发生的不愉快的事情，以减轻心理上的罪恶感，抵消自责感，达到心理上的安慰。例如，在我国习俗中，新年最好不要摔坏东西或说不吉利的话，但万一不小心打破了碗，老人们会说"岁（碎）岁（碎）平安"，来抵消心理的不安。

（6）补偿作用（compensation） 指个人因身体或心理的某个方面有缺陷，不能达到某种目标时所采取的有意识地用其他能够获取成功的事件来代偿身体的缺陷，从而弥补因失败造成的自卑感。阿德勒认为：人天生的自卑感是靠补偿来克服的。但补偿又分为积极性的补偿、消极性的补偿和过度补偿3种。

1）积极性的补偿 指以合宜积极的态度和方法来弥补其缺陷。例如，一个相貌平平的女子，致力于学问上的追求，以卓越成绩赢得别人的尊崇。

2）消极性的补偿　指个体用来弥补缺陷的方法，对个体本身并没有带来帮助，有时甚或带来更大的伤害。例如，一个失恋的人，不去积极争取或查找自己的不足，而是整日沉溺于醉酒的状态中，无法自拔；一个想得到父母关注的孩子，常常做一些坏事来获得他人的注意。

3）过度补偿　补偿的结果超过了一般正常的程度，过犹不及。补偿具有一种"向后拉（补救）"以"防前倒（失败、障碍）"的功效，对个体之心理及行为而言，颇有裨益；然而使用错误补偿方式则有害而无益了。人生是不完美的，人或多或少都会使用补偿方法来克服缺陷，但现实生活中我们应该正确选择补偿方法，做一些有社会价值的事情。

（7）合理化作用（rationalization）　合理化是指用一种掩盖的方法把本来没有理由站不住脚的解释合理化成表面合乎常理的事情，是将其难以接受的情感、行为、动机进行辩解，以求得心理平衡的一种方法。合理化作用有 3 种表现。

1）酸葡萄心理　即贬低自己得不到的东西，以此来缓解焦虑，以恢复心理平衡。此机制是引申自伊索寓言里的一段故事，在日常生活中像这样的例子很多，例如，容貌平凡或有缺陷的女子特别爱说"自古红颜多薄命""红颜是祸水"等来平衡自己。

2）甜柠檬心理　把自己已有的说成最好的，即当得不到葡萄而只有柠檬时，就说柠檬是甜的，企图说服自己和别人。引申到生活中所发生的一些不如意的事，有时我们也会像这只狐狸一样，努力去强调事情美好的一面，以减少内心的失望和痛苦。如娶了姿色平平的妻子，说她有内在美，出门在外比较放心；这种"知足常乐"的心态，有时适当地运用，能协助我们接受现实，但过分使用这种方法，会妨碍我们去追求生活的进步。

3）推诿　此种防御机制是指将个人的缺点或失败，推诿于其他理由，找人担待其过错。将个人的缺点或失败，推诿于他人，以平衡心理的方法。例如，学生考试失败，不愿承认自己准备不足，而推托说老师教得不好、老师评卷不公或说考题超出范围。

4. 成熟心理防御机制（mature defense mechanism）　是指自我心智比较成熟以后，才能表现的自卫机制。其防御的方法不但比较有效，而且可以解除或处理现实的困难，满足自我的欲望与本能，也比较为一般社会文化所能接受。该类机制主要有以下几类。

（1）压抑作用（suppression）　是最重要、最基本的成熟心理防御机制。当一个人的某种观念、欲望、情感、冲动或本能等因无法得到满足或表现时，将极度痛苦的经验或欲望有意识地去压抑、控制，使个体不再因之而产生焦虑、痛苦。其实质上就是克制，是"自我"机能成长到一定程度以后，才能执行的心理功能。如幼儿在商店看到好吃的东西可能会伸手去拿，而大一些的孩子会向妈妈要钱去买。

压抑的概念在弗洛伊德的理论中占有极其重要的地位。弗洛伊德认为压抑有两个重要特征。

1）压抑是一种主动性遗忘。它不同于一般性遗忘。主动性遗忘是个体有选择地把某些能导致个体痛苦或紧张的思想观念从意识中删除，表现为一种积极主动的心理过程。一般性遗忘是由于各种外在原因所致，表现为一种消极被动的心理过程。

2）被压抑的思想观念并没有消失，而是储存在潜意识中，如果由于某种原因，伴随被压抑内容的消极情绪体验消失，则这些思想观念还可重返意识领域。

（2）升华作用（sublimation）　用社会许可的方式表达出来，通过升华作用可使个体改变冲动的目的和对象而并不抑制它们的表现。

升华作用是指被压抑的不符合社会规范的原始冲动或欲望另辟蹊径，用符合社会认同的思想和行为方式积极地表达出来，并得到本能性满足。升华是心理防御的一种积极形式。人原有的行为或欲望中，如果直接表现出来，可能会受到处罚或产生不良后果，从而不能直接表现出来。但如果将这些行动和欲望导向比较崇高的方向，具有价值性，有利于社会和本人时，这便是升华作用。例如一位有强烈嫉妒心的人，看不得别人的成就，但理智又不允许他将这种心理表现出来，于是他可能通过发奋学习、工作来试图超越对方。

（3）幽默作用（humor） 幽默也是一种积极的心理防御形式。当一个人处境困难或尴尬时，有时可以用幽默的语言或行为来应付紧张的情境或表达潜意识的欲望，从而来化解困境，维持心理平衡。例如有一次，林肯正面对着观众进行演讲。突然，在人群中有人递给他一张写着"傻瓜"两个字的纸条。林肯接过纸条，不假思索地打开纸条。当时，在林肯旁边的人已经看到这样两个字，他们都盯着林肯总统，看他如何来处理这样公然的挑衅。在许多目光的注视下，林肯略有沉思，微微一笑说："本人已经收到许多匿名信，全部都只有正文，不见署名，而今天却正好相反，在这一张纸条上只有署名，却缺少正文！"话音刚落，整个会场上便响起了阵阵掌声，大家都为林肯的机智和幽默而鼓掌，那位"署上名字"的先生低下了头，混入了人群中，整个会场的气氛由紧张变为轻松，演讲继续进行。本来是很难为情的场面，经此幽默，也就把事情化解了。人格较为成熟的人，懂得在适当的场合使用巧妙的幽默，把一些原来是难堪的情境转变为趣事。幽默可以说是一种较高级的适应方法。

二、容貌缺陷者的心理应对策略

（一）应对的概念

应对（coping）是指个体为对付难题，适应和摆脱某种情境而采取的认知和行为措施。容貌缺陷个体受社会文化的影响，在社会交往中，往往受到不公平待遇，他们有时会受到别人的嘲笑、排斥等。在这种条件的刺激下，个体的心理失去平衡，或烦恼，或紧张，或自卑，或焦虑，或抑郁，或易激动，为了平衡自己的心理状态，摆脱这种无法改变的痛苦，避免发展成心理障碍或精神疾病，个体会采取各种适合自己，又被社会所接受的措施和手段来摆脱困境，减轻内心的痛苦，维持自己的心理平衡。这些措施和手段统称为应对。

应对的目的是使人们竭尽全力保护自我，调节心理失衡状态，让自己适应生活、适应社会。在这过程中，个体所采取的方式无论是有意或无意、健康或不健康、现实或非现实、认知或行为上的任何努力和措施，都有可能达到暂时减轻烦恼的作用。一些沉溺于虚幻的网络空间青少年所采取的应对是一种非现实的应对方式，是不健康、不积极的应对方式。我们应该提倡积极向上的、成熟的方式来解压，呼吁社会给予容貌缺陷者以理解与关爱，使他们真正融入社会。

（二）应对策略

为达到心理平衡，容貌缺陷者的应对方法可概括为两类，一是问题关注应对，二是情绪关注应对。这两类应对方法是心理学家苏珊·福克曼和理查德·拉扎勒斯首先提出来的。作为一名美容工作者，在为容貌缺陷者服务的时候，我们不仅应该对个体进行项目上的服务，还应该给予心理上的治疗。美容工作者应根据求美者的具体情况具体分析，有针对性地选择应对策略，来缓解求美者因容貌缺陷带来的心理压力，消除各种心理问题，促进心理健康，从而也能最大限度地达到美容效果。

1. 问题关注应对 是直接指向应激源，针对问题或事件的一种应对方式。主要有以下策略。

（1）信息交流 有些容貌缺陷者不能正确认识容貌缺陷的性质、程度、预后，对容貌缺陷部分过分关注，缺乏客观地认识，而且主观臆断，总认为自己特别丑，总觉得被周围人嘲笑，甚至把别人的正常谈话也当作在背后议论和嘲讽自己，所以产生自卑、焦虑、抑郁和急躁易怒等心理，无形中增加了心理压力。美容工作者可以以一个旁观者的身份关心他们，以一个专业者的身份指导他们，鼓励他们跳出自己的圈子，走到外面的世界，多与别人沟通，正确了解其他人对自己缺陷的看法和感受，与现实究竟有多少差距，使容貌缺陷者打消顾虑，减缓压力，使他们客观地认识自己，能理智、冷静地对待容貌缺陷。

（2）解决问题　遇到问题要敢于面对问题，并能积极解决问题。容貌缺陷者心理问题的根源在于其体像障碍，或是消极体像。客观的体像并不是不可改变，现代美容技术可以在一定程度上改变缺陷，可以重塑或再塑人体美，也可以通过化妆的修饰方法来加以掩饰，从而解决或缓解容貌缺陷者的心理问题。解决容貌缺陷问题是最直接地解决容貌缺陷心理问题的应对策略。例如，脸上有痣的人可以激光治疗，也可以化妆遮掩；先天唇裂患者通过唇裂、腭裂、牙槽突裂修复术等方式进行治疗，使患者的缺陷得到矫正。当然，整形美容手术并不是万能的，不能解决所有的心理问题，还应辅之以心理治疗。

（3）社会技能训练　社会应给容貌缺陷者更多的理解、同情、关心和帮助。针对大多数容貌缺陷者的普遍心理，为了扩大他们人际交往范围，减少自卑感，增强信心，我们应该建立一个社会支持系统，提供社会技能训练。社会技能训练内容包括人际交往技能、处理问题技能、亲近技能、思维技能、控制情感及行为技能等。这些社会技能训练可以有效地改善个体的交往模式，增加其社会活动，扩大生活圈范围，帮助其充分地利用社会支持的资源来应对心理问题。通过这样的技能训练可以提高他们克服各种困难和矛盾的能力，增强自尊心、自信心和独立性，可以调动他们在社会生活中的积极性、主动性和参与性，使他们在人际交往中获得情感上的满足和快乐。

（4）应激监督　是指在遇到某些不良刺激（比如歧视和不公正的待遇）时进行自我监督，一方面，容貌缺陷者应对已发生的应激事件的应激因素增加了解，获得尽可能多的外部信息，以确定哪些刺激会造成心理压力，找到刺激源，从而提醒自己在社会活动中尽量避开不良刺激，减少不必要的应激反应；另一方面，容貌缺陷者还要监督自己在应激过程中的反应状态，发现问题，找到应对措施，例如，容貌缺陷者在遇到一些事件或他人给自己造成压力时，可能会非常紧张、焦虑、愤怒或恐惧，此时，他们应找到自己的心理变化，然后关注生理反应，找到适合的方法降低生理的变化，同时也达到减缓心理变化的目的。应激监督可以有效地避免不良刺激或者减轻对应激事件反应的强度。

2. 情绪关注应对　是针对个体情绪反应的，通过调整认知和行为来改变不良情绪反应的应对方式，主要有以下策略。

（1）消除紧张　紧张是人们在遇到压力时的一种生理性的反应，而容貌缺陷者遇到的困难和挫折较多，更容易产生紧张感。所以，在紧张时，采取适当的方法消除紧张，心理问题会得到缓解和改善。消除紧张的策略很多，如深呼吸、听音乐、渐进性肌肉放松、冥想、瑜伽、自我催眠等。总之，要选择适合自己特点的、能力范围内的方式方法，以提高适应社会的能力。

（2）表达和宣泄　自卑、孤独、悲伤、焦虑、压抑、郁闷等是容貌缺陷者普遍存在的痛苦情绪，如果这些情绪长期压抑在他们的心里，得不到释放和宣泄，个体精神上造成的压力就会难以缓解，而痛苦则会加剧他们的容貌缺陷感，严重影响其身心健康。适当选择合适的方法让患者得以表达和宣泄，则会减缓容貌缺陷者的消极心理。

宣泄和表达的方法有多种，下面介绍几种常见的方法。

1）倾诉　是一种有效的表达和宣泄的方法，遇到不愉快的事时，找个知心朋友，诉说心中的痛苦、烦闷、苦恼、担忧，得到朋友的理解和关心，这样可以减轻心理负担。倾诉的对象可以是亲密的家人，也可以是信任的好朋友，只要能说出来，心理就能在一定程度上得到安慰。

2）大喊　找个空旷的、无人的地方，如高山上、树林里、大海边，无所顾忌地大喊，将心中的积怨喊出来。

3）大哭　回归儿童，遇到伤心的事就要痛痛快快地大哭一场，哭完了就会感到心里轻松多了，心理痛苦也得到了缓解。

4）运动　在不伤害自身、不违背道德的情况下，适当选择运动来宣泄情绪，如长跑、游泳、骑行等，可让容貌缺陷者在一定程度上心情得以释放。

5）记日记　书面表达也是一种宣泄情绪的办法，将自己内心的痛苦感受写出来，这样可以帮助自己更加清楚地认识和调节情绪。宣泄情绪的方法还有很多，容貌缺陷者可以针对自己的具体情况开发一些行之有效的方法来宣泄不良情绪，以减轻心理痛苦，维持心理平衡。

（3）积极转移　也称注意转移，就是采取能激发自己兴趣的事件或运动，把痛苦的或压抑的心理淡化，注意力由对缺陷过分的关注转为自己的兴趣爱好。因为注意力专注于活动中，减少了对自己的关注，所以能够减轻心理痛苦。因此，容貌缺陷者应多方面培养自己的兴趣爱好，比如音乐、书法、阅读、绘画、运动、放风筝等，让自己主动参与丰富多彩的社会活动，寻找快乐，使自己从烦恼和痛苦中解脱出来。转移注意力是容貌缺陷者对缺陷心理应对的基本的、重要的常用方法，美容工作者可建议和指导容貌缺陷者用这种方法，效果显著。

（4）认知重组　我们认识任何事物都会受多种因素的影响。比如，同样一件事，有的人认为是对的，有的人认为是错的，究其原因主要受以下因素的影响：人们的性格特点、生活习惯、社会环境、价值观和认知结构不同。容貌缺陷者受其影响对自己的缺陷也会存在不同的认识和态度，有的人就能接受现实，即使有不尽如人意的地方也会想办法积极进取；而有的人则痛不欲生，消极沉迷。情绪和行为反应差别之大，重要原因还是认知结构不同，导致认知评价不同。因而，要想让容貌缺陷的人都能积极应对，从消极变积极，就要重组认知，此方法可由专业心理咨询师指导进行。在对容貌缺陷者的临床心理干预中，常常使用理性情绪疗法来进行认知重组。例如，一些因意外毁容、失明、肢体残缺者因为不能短期适应，不能接受现实，常常悲观绝望，甚至失去了活下去的信心，这些情绪和行为反应都是消极的、非理性的。我们可以通过理性情绪疗法，让其重建认识结构，重新进行理性分析，如质疑、夸张、合理地进行自我分析等，来消除这些不良认知，重新建立起理性的认知，使不良情绪和行为随着认知的改变而得到改善或消除。

（5）适度运用心理防御机制　容貌缺陷者在社会生活中会遇到各种挫折，形成各种心理不平衡状态，为了纠正心理不良反应，化解各种压力，可以适当运用心理防御机制，避免心理失衡。心理防御机制具有一定减轻烦恼、避免心理痛苦的作用。只要我们能合理运用，正确选择心理防御机制，就能达到预防和治疗的目的。所以，我们要认清容貌缺陷者的真实心理，正确引导，帮助他们摆脱困境。

●●●● 目标检测

答案解析

一、单选题

1. 婴幼儿常采用的心理防御机制，正常人多暂时使用，常被精神病患者极端采用的是 （　）

  A. 自恋型心理防御机制　　B. 不成熟型心理防御机制　　C. 神经症型心理防御机制

  D. 成熟型心理防御机制　　E. 幼稚型心理防御机制

2. 歌德失恋后，写下了名著《少年维特之烦恼》，他采用的心理防御机制是 （　）

  A. 投射　　　　　　　　B. 转移　　　　　　　　C. 隔离

  D. 反向　　　　　　　　E. 升华

3. 心理防御机制的目的是 （　）

  A. 针对性处理刺激事件　　B. 消除刺激事件的消极后果　　C. 降低内心焦虑，调节内心平衡

  D. 抵御外来不良刺激　　E. 改变刺激事件引起的后果

4. 知足常乐的自我安慰方法反映出的心理防御机制是 （　）

  A. 理想化　　　　　　　B. 升华　　　　　　　　C. 幽默

  D. 合理化　　　　　　　E. 反向

二、多选题

1. 容貌缺陷者常见的情绪特征包括（　　）
   A. 自卑　　　　　　　　B. 孤独　　　　　　　　C. 焦虑
   D. 抑郁　　　　　　　　E. 愤怒

2. "不成熟"心理防御机制包括（　　）
   A. 内射　　　　　　　　B. 仿同　　　　　　　　C. 幻想
   D. 退行　　　　　　　　E. 幽默

3. 容貌缺陷心理的形成往往具有的因素是（　　）
   A. 体像因素　　　　　　B. 人格因素　　　　　　C. 社会因素
   D. 缺陷本身　　　　　　E. 行为因素

三、简答题

1. 成熟的心理防御机制有哪些？
2. 容貌缺陷者的应对策略有哪些？

书网融合……

重点小结　　　　　　微课　　　　　　习题

第六章　医学美容相关的常见心身疾病

学习目标

知识目标：通过本章的学习，应能掌握进食障碍、肥胖症和损容性皮肤病的临床表现、干预和治疗方法；熟悉进食障碍、肥胖症和损容性皮肤病的影响因素；了解与容貌、形体有关的心身疾病的相关概念及分类。

能力目标：具备判断各种医学美容相关常见心身疾病的能力。

素质目标：通过本章的学习，树立维护求美者身心健康的意识和以求美者为中心的严谨作风。

第一节　心理因素与身体状态的关系 🅔微课

PPT

关于心理因素与身体状态的关系的探讨由来已久，人们常说"相由心生"，认为人的身体形态、皮肤毛发状态、面容外表等身体状态与其性格、品质或心境等内在素质是统一的。身体状态作为个体健康的重要指标，与心理因素间存在的联系也引起了研究者的兴趣，如意大利犯罪学家、精神病学家切萨雷·龙勃罗梭提出了天生犯罪人理论，德国精神病学家、心理学家恩斯特·克雷奇默提出了体型与性格的关系理论等。心理压力或情绪改变与衰老关系的研究也表明心理与身体状态有着密切的关系，研究发现长期暴露在较大的心理或情绪压力下个体会加速衰老，因为不良心理状态和负面情绪会导致端粒和端粒酶的改变以及 DNA 损伤，这些变化又加速端粒缩短，促进衰老。以上的研究说明了心理和身体状态之间存在对应关系，心理和身体状态可以相互影响。具身认知理论认为，身体状态也会对个体的心理健康等因素产生影响。个体的身体状态与其心理健康状况、生活质量和社会适应密切相关。个体在心理、情感和社会行为方面的健康状态可以让其具备稳定的情绪状态、积极的心态和良好的人际关系，提高个体的生活质量，培养良好的生活习惯，最终通过影响个体的饮食、运动等生活习惯对身体状态产生影响。反过来，不佳的心理健康状况也会给身体状态带来消极影响。

知识链接

体型与性格的关系理论

德国精神病学家、心理学家恩斯特·克雷奇默在丰富的临床治疗经验和丰硕的学术研究成果的基础上提出了体型与性格的关系理论，建立了人的体态、体质与人格特征的对应关系，并依据其关系进行了分类。克雷奇默在 1925 年以 602 位精神病患者作为研究对象，发现体型与人的性格、与患者所患的精神病类型密切相关。他根据自己的研究成果把人分成四类：矮胖型、细长型、运动型和发育异常型。矮胖型的人身材圆厚，多脂肪，手足粗短，性格外向，易动感情，善与人相处，好活动；细长型的人身材瘦长，手足长而细，胸窄，羸弱，性格内向，不善交际，固执，喜批评他人，多愁善感；运动型的人健硕强壮，肌肉发达，活力充沛，性格较外向，乐观，进取。发育异常型的人身体发育不正常，或有障碍，或有残缺、畸形，性格多内向。克雷奇默认为，正常人与精神病患者在生理特征与心理特征的关系上只有量的差别，没有质的差异。

我们了解了体型与性格的关系理论，应认识到每个人都有其独特的体型与性格特点，无论我们属于哪一种类型，都应接纳自己的身体与性格。就如同世界上没有两片完全相同的树叶，也没有完全相同的两个人，我们要尊重自己的个性，以平和、包容的心态看待自己与他人的差异，珍惜并发挥自身的优势，自信地面对生活中的种种，这样才能拥有健康积极的人生状态。

知识链接

具身认知理论

具身认知理论又称涉身认知理论、寓身认知理论等，强调身体与认知过程之间的紧密联系，主张认知并非仅是大脑的封闭运算，而是与身体的感知、动作系统及环境互动密切相关。这一理论的核心观点认为，我们的认知，包括思维、记忆、情感等，都深深植根于身体经验之中。例如，面部表情的改变不仅影响他人对个体的感知，也反过来塑造个体的情绪体验，即所谓的"面部反馈假设"。具身认知理论还指出，身体的运动与姿势，如通过瑜伽、舞蹈等身体活动，不仅能够改善身体形态，还能增强个体的自我效能感和身体意识，促进正向的自我形象构建。因此，对于美容心理学的研究，具身认知理论提供了一种理解身体美学与心理健康的全新视角，强调了身体经验在个体心理发展中的基础性作用，促进了身心和谐美的实现。

具身认知理论让我们看到身体与认知之间的紧密关联，明白了身体经验对我们心理发展的重要性。在追求美的道路上，我们不应仅仅局限于外在容貌的修饰，更要注重通过身体的积极活动、良好的姿态等去塑造正向的自我形象，实现身心和谐美。让我们从现在起，多去参与有益身心的活动，感受身体与心灵的互动，以健康的身心状态去拥抱生活，展现出属于自己的独特魅力，相信自己本就很美。

一、心理对身体形态的影响

不良心理状态会对个体的身体形态带来负面影响。强烈的或长期持续的心理压力会促使人体分泌更多的皮质醇，导致脂肪堆积，提高患血管类疾病、肥胖和高血压的风险；心理压力还可以通过降低人体对营养的吸收和利用导致肌肉萎缩和无力。此外，不良心理状态还可以通过影响个体的行为来影响其身体形态。焦虑、紧张、抑郁等负面情绪会引起贪食、厌食等症状，从而改变人的形体状态，导致体重过重或过轻。

良好的心态和心理健康水平则有助于个体保持健康的饮食习惯、提高运动意愿、保持良好的睡眠品质，从而帮助个体保持健康的身体形态。

二、心理对皮肤的影响

皮肤是人体防止体液散失和阻止有害物质入侵的重要屏障，是人体重要的感觉器官，同时也是人体最大的器官。皮肤与神经在发育上具有同源性，皮肤组织上存在人体丰富的感觉神经末梢，可以感受各种刺激。人在不同的心理状态下皮肤会出现的不同表现，人在感到羞愧、激动或愤怒时会"面红耳赤"，脸部和耳朵都呈现红色，在感到恐惧时立毛肌收缩，皮肤表面出现的小而密集的隆起，也就是我们常说的"鸡皮疙瘩"。这些都是不同心理状态下人体皮肤出现的不同表现，个体心理状态的改变与皮肤的变化存在密切关系。皮肤和毛发是不良心理状态导致躯体化的重要"靶器官"，不良心理状态可以通过影响皮肤的免疫系统和油脂分泌导致皮肤疾病，心理因素在皮肤疾病的发病中起着不容忽视的作用。反过来，皮肤疾病导致的瘙痒、疼痛则会给个体带来一系列负面情绪，其导致的容貌损伤也会给个体带来心理压力，产生不良心理，导致个体心理状态进一步恶化。

当个体心情愉悦舒畅时，血管扩张，血流通向皮肤，使其看起来容光焕发、面色红润。当个体情绪低落、心理压力大时，激素失调，内分泌紊乱，皮肤的抵抗力下降，从而使皮肤干燥、松弛，甚至导致皮肤疾病。当个体感到恐惧紧张时，血管收缩，供应皮肤的血液减低，导致皮肤苍白、体温下降。

三、心理对毛发的影响

毛发主要由毛干、毛根、毛囊和毛乳头组成。头发被称为情绪的"天气预报"，明代医家龚居中在《痰火点雪》中也提出了"思虑太过，则神耗气虚血散而鬓斑"，体现了人毛发状态与心理状态的密切关系。

人在受到刺激或长期精神紧张、忧愁烦躁时会出现"一夜白头"或脱发的情况，这是因为人在紧张、焦虑、心理压力大的情况下，毛发血管收缩，影响毛发的营养供给，导致头发生长困难，从而造成白发、脱发。

反过来，脱发等问题可以通过影响人的容貌美观间接妨碍社交活动的顺利开展，影响生活质量，从而引发自卑、焦虑等不良情绪，影响个体的心理状态。

四、心理对面容的影响

面容可以反映人的情绪活动和心理健康水平，不良的心理状态对面容老化有直接的影响。人的情绪和心理状态可以通过影响面部肌肉的活动而影响面部皱纹的形成，如性格开朗、经常大笑的人眼角的皱纹较多，而悲伤焦虑、郁郁寡欢的人眉间和额头的皱纹则比较多。此外，心理状态还可以影响人的面容色泽，心情愉悦舒畅的人往往眼睛明亮、面部红润有光泽，而常年抑郁紧张的人则面色苍白或灰暗，无光泽。

第二节　与容貌、形体有关的心身疾病

PPT

心身疾病（psychosomatic disease），又称心身障碍或心理生理疾病，是指心理社会因素在疾病的发生、发展过程中起重要作用的躯体器质性疾病和功能性障碍。如果个体在现实生活中遇到了应激性事件，可能随之出现一定的自主神经和内脏功能变化，即心理活动引起生理反应。

中医中的"情志病"指因七情而致的脏腑阴阳气血失调的疾病，正所谓"怒伤肝，喜伤心，忧伤肺，思伤脾，恐伤肾"，不良心理状态会导致躯体疾病，而"情急百病生，情舒百病除"也体现了心理状态与身体健康的双向调节作用。

在医学美容领域，我们不仅关注外在美的提升，也十分关注内在健康的重要性。心身疾病，作为一种心理因素与身体症状紧密相连的疾病类别，日益受到医学界的重视。心身疾病的发病机制比较复杂，要考虑多种因素，如是否长期存在负面情绪、人格与行为特征、社会文化因素等。心身疾病的发生、发展与个体的心理状态、情绪调节以及应对压力的能力密切相关，其影响范围广泛，涉及皮肤、肌肉骨骼、心血管等多个系统。随着现代生活节奏的加快，心身疾病的发病率呈上升趋势，这对我们的医学美容实践提出了新的挑战。接下来，我们将深入探讨几种常见的心身疾病，以期在追求外在美的同时，更加关注和促进身心健康的和谐统一。

中医学里的心身疾病观

中医学是我国的传统医学，中医心身医学是中医学的一个分支。"心身合一"的整体观历来是中医学的重要理论，贯穿中医学始终。我国最早的一部医学经典《黄帝内经》就有"怒伤肝，喜伤心，忧伤肺，思伤脾，恐伤肾"等情志内伤学说；中医学家也提倡"善医者，必先医其心，而后医其身""心病须要心药医"，如《素问·阴阳应象大论》曰："悲胜怒""恐胜喜""怒胜思""喜胜忧""思胜恐"等。中医心身思想的病因病机、诊断、治疗、护理及养生等诸多方面在各类中医古籍中早已被论证提出，可见，两千多年前中医学心身疾病观就已经出现。

中医学里的心身疾病观传承千年，蕴含着深刻的智慧。它提醒着我们，身体和心灵是紧密相连不可分割的整体，外在的美容固然重要，但内心的健康更为关键。在日常生活中，我们要学会调节自己的情绪，遵循中医所倡导的情志平衡之道，以平和的心态面对生活中的喜怒哀乐。只有身心都处于健康和谐的状态，我们才能真正焕发出由内而外的美，成为一个既健康又自信的人，让这份传统智慧在现代生活中继续绽放光彩。

一、进食障碍

（一）进食障碍的概念

进食障碍（eating disorder）是一种由心理障碍引发的，以进食行为异常、对食物及体重和体型的过分关注为主要临床特征的一组疾病，包括神经性厌食症（anorexia nervosa，AN）、神经性贪食症（bulimia nervosa，BN）和暴食症（binge–eating disorder，BED）。

进食障碍是一类易复发、疾病负担重的慢性疾病，常与其他精神障碍疾病共病。

（二）神经性厌食症

1. 神经性厌食症的概念　神经性厌食症是以持续性的能量摄取限制、强烈害怕体重增加或持续性妨碍体重增加的行为、对自我的体重或体形产生感知紊乱为特征的一类进食障碍。

神经性厌食症患者强烈恐惧体重增加、对体形极度关注、主动严格限制进食，导致营养不良，进而造成累及全身各大系统的并发症，严重者造成多器官功能衰竭而死亡。患者体重明显低于与身高和年龄相符的正常体重。

2. 神经性厌食症的临床表现

（1）心理特征　患者痴迷于保持低体重，恐惧抗拒体重增加，拒绝维持健康体重。很多患者存在体像障碍，对自身身体形象存在歪曲认识，如在他人眼中已经极度消瘦，患者却认为自己仍然很胖，需要继续减肥。

（2）行为特征　患者刻意减少热量摄入、增加热量消耗。表现为：限制饮食，包括对食物总量和食物种类的限制，进食时常试图精确计算热量，回避如甜食、油炸食品、主食等"发胖"食物；过度运动，除长时间高强度锻炼外还可表现为大量做家务劳动、长时间站立等；催吐，进食后会进行催吐，后期可无诱导下自然呕吐；导泻，包括口服缓泻剂、使用灌肠剂等方法；滥用药物，包括利尿剂、食欲抑制剂、各种减肥药等。

（3）精神症状　患者常见精神症状有焦虑、抑郁、强迫、情绪不稳定、易激惹、失眠等，通常随着病情的发展上述症状趋于严重。

（4）躯体症状　显著低体重并常伴随其他躯体症状，主要为营养不良相关，涉及全身多个系统：

外表消瘦、虚弱、苍白、毛发稀疏；多见腹胀、便秘，也可见恶心呕吐、腹泻等；怕冷，女性闭经；皮温低、肢端发绀，心率、血压下降，疾病晚期可有呼吸困难等心力衰竭表现；贫血，增加感染概率，可见皮下出血、紫癜现象；多尿；骨量减少，骨质疏松，骨痛和骨折风险增加；不孕不育等。

3. 神经性厌食症的诊断标准 DSM－5－TR 和 ICD－11 对神经性厌食症的诊断如下。

（1）由患者自己造成的显著低体重，即低于正常体重范围的最低值，成年人的体质指数（BMI）低于 18.5kg/m²，青少年的 BMI 低于与其年龄相对应的 BMI 百分位的第 5 个百分点；如果患者体重半年内下降超过体重的 20%，即使没有达到低体重的标准，也可视为满足这个诊断条目的要求。

（2）尽管 BMI 低于正常体质量范围的最低值，患者仍然强烈害怕体重增加或害怕变胖或有持续的妨碍体重增加的行为。

（3）患者对自己的体重或体形有体验障碍，对体重或体形的自我评价不恰当，或对目前低体重的严重性持续缺乏认识。

（三）神经性贪食症

1. 神经性贪食症的概念 神经性贪食是以反复发作的暴食和防止体重增加的补偿行为，以及对体形和体重过度关注为特征的一类进食障碍。

神经性贪食症患者会出现反复发作、难以控制的冲动性暴食，会强迫进食，一次可进食大量食物，且无法控制自己的进食欲望；进食后患者为防止体重增加，会实施禁食、催吐、导泻、过度运动等不适当的代偿行为。

神经性贪食症发病年龄较神经性厌食症晚，发生在青少年晚期和成年早期，发病年龄跨度较神经性厌食症大，为 12～35 岁。

2. 神经性贪食症的临床表现

（1）心理特征和行为特征 反复暴食发作，发作时患者难以控制进食欲望，很难自发停止进食，进食速度快；暴食行为后为防止体重增加，患者会实施代偿行为，常见的代偿行为有催吐、过度运动、禁食、导泻、滥用药物等；过度关注自己的体重和外形，对身体体形不满；情绪波动性大，易产生愤怒、焦虑、抑郁等不良情绪及自伤、自杀等冲动行为。

（2）躯体症状 急性胃扩张、反流性食管炎、便秘或腹泻等消化系统疾病；用手抠吐者手背出现瘢痕，频繁呕吐患者出现龋齿、牙齿过敏、咽痛、咽部红斑、唾液腺分泌增多、腮腺良性肿大等现象；电解质紊乱，脱水、水电解质失衡，诱发心脏功能异常。

3. 神经性贪食症的诊断标准 DSM－5－TR 和 ICD－11 对神经性贪食症的诊断如下。

（1）频繁而持续的暴食发作。患者在固定的时间内进食的食物量大于大多数人在相似时间段内和相似场合下的进食量，暴食发作时患者无法停止进食或对进食类型或数量进行控制。

（2）暴食发作伴有反复出现的、不适当的代偿行为以防止增重，如催吐、导泻、滥用药物、禁食或过度运动。

（3）暴食和不适当的代偿行为同时出现，每周至少 1 次或更多，持续 1 个月以上。

（4）自我评价过度地受体形和体重相关的不合理观念影响。

（5）不满足神经性厌食症的诊断需求。

（四）进食障碍的影响因素

1. 生物因素 神经性厌食症和神经性贪食症具有遗传性。遗传学研究发现，进食障碍与多巴胺、5－羟色胺和脑源性神经营养因子相关的基因有关。研究揭示了多巴胺能神经通路与非均衡性摄食行为、基于奖励的学习和食物强化之间的重要联系。特别是，在暴食症患者中，多巴胺受体基因 DRD2 多态性出现的概率较高。此外，5－羟色胺这一神经递质对于调节饱足感、情绪和冲动控制至关重要。

SLC6A4 基因是 5 - 羟色胺的转运体，携带该基因特定等位基因的个体可能对负面生活事件的敏感性更高，从而增加了他们罹患饮食障碍的可能性。脑源性神经营养因子则能够调节食物摄入、进食行为和能量代谢，脑源性神经营养因子的 Val66Met 区域多态性则可能是在节食反应中发生暴食的危险因素。

研究发现，在女性中，异卵双胞胎（通常会在胎儿期暴露于雄激素）在青春期中后期紊乱进食的风险比同卵双胞胎低，胎儿期暴露于雄激素可能减少青春期中后期患进食障碍的风险。此外，母亲的肥胖状况、出生时父亲高龄也构成了进食障碍风险的潜在因素。青春期的激素变化同样可能影响遗传倾向，导致进食障碍的发生，特别是较早的初潮年龄与日后发展成饮食失调有着显著的关联性。

研究发现，进食障碍患者存在大脑结构和功能异常，神经性厌食症患者全脑灰质和白质体积减小，他们大脑中与食物相关的环路上出现异常。此外，肥胖和体重波动也会影响进食障碍，儿童期和青春期的肥胖会导致饮食失调行为的增加，进一步预测成年期的进食障碍发病。

2. 心理因素 特定的人格特质与进食障碍发病有关。研究发现，完美主义、冲动和高度焦虑的倾向等特征是进食障碍发病与发展的危险因素。同时，低自尊也可能导致进食障碍，研究发现认为自己超重的具有高度完美主义倾向的女性只有在低自尊时才出现贪食症状，而高自尊女性不太可能出现同样的症状，提高 11～14 岁进食障碍高危个体的自尊可以减少进食障碍症状的出现。此外，负面情绪可以导致进食障碍的发病，其中抑郁症状尤为明显，抑郁严重程度与体重的过度关注呈正相关。

3. 社会文化因素 家庭因素在进食障碍的发病和发展中起着重要作用，父母对子女过度保护和过度操控、个体儿童期被虐待、被忽视等因素都与进食障碍密切相关。父母的教育水平较高预测了女性的高患病风险；有更多亲兄弟姐妹的人较独生子女患进食障碍的风险低；暴饮暴食等不良家庭饮食习惯、父母缺席或死亡也被证明可以增加进食障碍的发病风险。

人际交往方面，低人际关系信任可以预测进食障碍的发病，不安全的依恋模式则预示着进食障碍症状会较为严重，不良的人际关系（如遭遇性虐待、暴露于暴力等人际创伤史）在进食障碍患者中普遍存在。

（五）进食障碍的干预和治疗

1. 心理治疗

（1）**家庭治疗** 是治疗青少年患者的首选，此疗法将家庭视为患者康复的关键资源，并聚焦于家庭对体重和饮食的管理，其目的是通过调整家庭的互动模式，使家庭系统具有更好的功能来支持患者康复，从而改善患者的症状。针对神经性厌食症患者的标准治疗分为三个阶段：第一阶段通过调动和增进父母的影响力，让父母暂时承担照顾孩子饮食和恢复体重的责任；第二阶段在孩子恢复体重后逐渐归还对饮食的掌控权，并处理进食障碍相关的议题；第三阶段处理青少年阶段的普遍议题，如独立和分离。此外，在开始治疗前的评估阶段，要求整个家庭要与治疗师会面，治疗期间也要求尽可能保持全家参与治疗。

（2）**认知行为治疗** 是成年患者的首选心理治疗方法，此疗法聚焦于改变患者对于体重和体形的歪曲认知，纠正或改善其异常的进食行为。认知行为治疗被证明有足够好的可接受度和依从性，对患者的抑郁症状、自尊、消极思维、人际关系困难和情绪改善方面也有积极作用，是一种公认有效的治疗方法。

（3）**辩证行为治疗** 旨在通过一系列技能训练，帮助患者认识自我，学会调整情绪，建立良好的人际关系以及学会承受生活中不可避免的痛苦。此疗法强调在"改变"和"接纳"之间寻求平衡，主要训练内容包括正念技能、情绪调节技能、人际效能技能以及痛苦承受技能。辩证行为治疗在改善成年患者进食障碍与饮食失调、药物滥用、负面情绪调节及抑郁症状相关的行为和态度特征方面有着较为明显的疗效。

（4）精神动力性心理治疗　可帮助患者理解其症状与早年经历、生活事件之间的关系，理解症状背后的潜意识冲突、防御方式等，理解其异常行为的心理意义、在其生活中的作用，患者通过领悟从而调整异常行为。

2. 药物及营养治疗

（1）药物治疗　进食障碍患者常见用药包括抗抑郁药、抗精神病药、抗焦虑药和心境稳定剂，但应谨慎使用药物，并在用药时监测潜在的药物不良反应。氟西汀对神经性厌食症患者的抑郁、焦虑、强迫等症状有一定治疗效果，也能减少神经性贪食症患者的暴食和清除行为。神经性厌食症患者服用奥氮平后体重显著增加，对焦虑和睡眠也有积极作用。

（2）营养治疗　包括饮食监管及禁止暴食和呕吐行为，是神经性厌食症患者最重要、最紧急、最基本的治疗，是实现体重增加、预防死亡的必要措施，目标是充分恢复正常体重、恢复正常的饮食习惯、纠正营养不良导致的多种生理问题。营养治疗一般遵循经口进食、起始少量、逐渐增加的原则，营养重建至少要经历稳定化、恢复和巩固维持三个阶段，能量摄入由少到多，再恢复至常规水平。

二、肥胖症

（一）肥胖症的概念及分类

1. 肥胖症的概念　肥胖症（obesity）是指由于人体内长期摄入热量超过机体消耗的热量，多余热量转化为脂肪形式堆积于体内，使机体内脂肪过多或分布异常，导致体重过重的一种疾病。

《中国居民营养与慢性病状况报告（2020年）》显示，居民超重肥胖问题不断凸显，慢性病患病/发病率呈上升趋势，居民超重肥胖率继续上升，超过一半的成年居民超重或肥胖，6～17岁、6岁以下儿童青少年超重肥胖率分别达到19%和10.4%。肥胖问题已成为突出的营养问题，威胁着人们的健康和生活质量。

2. 肥胖症的分类

（1）单纯性肥胖　是肥胖中最常见的一类，该人群约占肥胖人群的95%，家族往往有肥胖病史。

单纯性肥胖分为体质性肥胖和过食性肥胖。体质性肥胖即双亲肥胖，是由于遗传和机体脂肪细胞数目增多而造成的。过食性肥胖即获得性肥胖，是由于过度饮食，摄入的热量超过机体生长和活动所消耗的热量，多余的热量转化为脂肪，脂肪大量堆积而造成的。

（2）继发性肥胖　是由机体疾病所引起的肥胖，肥胖只是原发性疾病的临床症状之一，常成为诊断某种疾病的依据。

（3）药物性肥胖　有些药物在有效治疗某种疾病的同时，有导致身体肥胖的副作用，如长期使用含有雌激素的药物可能会引起肥胖。

（二）肥胖症的影响因素

1. 生物因素　单纯性肥胖具有高度的遗传性，双亲肥胖，其子女肥胖率高达80%，双亲一方肥胖，其子女肥胖率为50%。遗传引起的肥胖症多在青春期逐渐显现，儿童期与其他同龄人体重相同。

2. 心理因素　情绪波动会导致肥胖症患者进食增加，肥胖症患者在积极和消极情绪状态下都会增加进食量，而一般人群在焦虑等消极情绪状态下食欲降低、减少进食。

3. 社会文化因素　肥胖的形成与社会环境的变化有密切关系，随着社会经济的发展、物质的丰富及生活方式的变化，肥胖人群逐渐增加。不良饮食习惯、缺乏运动等因素也是肥胖发生的重要原因。

（三）肥胖症的干预

1. 认知行为疗法 认为通过改变患者的思维和行为，可以改变其不良认知，达到消除不良情绪和行为的目的。一是要向患者讲解情绪与过食行为之间的关系，通过"进食日记"等方法帮助他们识别自己的自动思维、情感体验及躯体感受，指导患者学习如何应对不良情绪和不合理信念，最终引导其认识自己的核心信念，以正确的、积极的认知替代消极认知。二是要帮助患者制订减重目标，通过"一周进食/锻炼计划"等方式进行体重监测管理，通过奖励积极行为、漠视或淡化消极行为的方式对患者的积极行为进行强化，鼓励其对自身体重进行有效控制。

2. 精神分析疗法 能帮助患者找出发病原因，缓解其心理压力，提高自尊和自我评价水平，减轻体重。

3. 其他疗法 患者可以在专科医师、运动治疗师或营养师的指导下进行运动干预和营养干预，通过进行规律科学的锻炼、调整膳食结构、降低膳食能量摄入等方式有效控制体重。

此外，患者可运用内服、外治等中医疗法，结合自身体质采取对应的中医膳食模式，促进机体平衡、纠正偏颇体质，最终达到并保持理想体重。普通针刺、艾灸、电针、针刀等针灸方式治疗肥胖也被证明有效。

三、损容性皮肤病

损容性皮肤病（disfiguring dermatosis）是指一类好发于颜面和其他身体暴露部位而不同程度地影响患者容貌、社交和心理健康的皮肤疾病。损容性皮肤病并不是一种单独的疾病，而是包括各种可能损害患者颜面部容貌的皮肤疾病，比如银屑病、痤疮、黄褐斑、脱发等。此类疾病通常伴随不同程度的皮肤外观改变，从而影响患者的外表和心理健康。损容性皮肤病的治疗主要是针对不同类型和症状进行个体化治疗，常用的治疗方法包括内服药物、外用药物、光疗、手术治疗等。同时，心理治疗和康复治疗也是损容性皮肤病患者的重要治疗手段，可以帮助患者减轻心理负担，提高生活质量。

（一）银屑病

1. 银屑病的概念 银屑病（psoriasis）是一种慢性、复发性、炎症性、系统性疾病，是皮肤科的临床常见病及多发病，临床表现为鳞屑性红斑或斑块，呈局限或广泛分布，可累及指甲和关节。银屑病常见于青壮年，目前我国银屑病患者总数超过 860 万。

2. 银屑病的影响因素 银屑病与遗传、环境等因素密切相关，但具体的发病机制目前尚未完全明确。患者个性、情绪紧张、情感压抑等心理因素可以引发银屑病或加重原有病情。

银屑病病程长，常反复发作，难以根治，对患者造成极大困扰，严重影响患者的生活质量和心理健康，心理因素又会导致患者病情加重，形成恶性循环。

3. 银屑病的治疗 在临床主要采取对症治疗及免疫抑制剂治疗，最常使用的药物为甲氨蝶呤。近年来，生物制剂在银屑病患者中得到了广泛应用，取得了临床疗效。此外，中医采用脏腑辨证理论可将银屑病与其他疾病建立联系，寻找不同疾病发病过程中的相同病机，通过中医方剂等方式进行治疗。

心理治疗可采用暗示疗法、放松疗法，鼓励患者树立信心，缓解焦虑等不良情绪，提高心理承受能力，避免刺激因素加重病情。

（二）寻常痤疮

1. 寻常痤疮的概念 寻常痤疮（acne vulgarism）是一种发生在毛囊皮脂腺的慢性炎症性皮肤病，以皮脂溢出、粉刺、丘疹、脓疱为主要特征。常见于青年，男性多于女性，主要侵犯面部、背部和胸部等部位，成年期后大多自然痊愈或减轻。

2. 寻常痤疮的影响因素　寻常痤疮是由多种因素的综合作用引起的，遗传和免疫力、激素分泌异常、细菌感染、负面心理状态、不良饮食习惯、不良生活环境等均可导致病发。常见病因：皮脂分泌过多导致毛囊口阻塞，形成粉刺，且脂肪与细菌交互作用诱发炎症；毛囊皮脂腺角化异常，表皮细胞异常增生，毛囊口不易通畅，产生阻塞，形成粉刺；雄性激素分泌过多引起皮脂溢出，引起炎症。

心理因素可导致寻常痤疮发病或病情加重。愤怒、抑郁、悔恨等负面情绪可导致皮脂腺分泌增加，重大考试等生活事件所带来的紧张情绪和应激反应也可导致患者病情加重。此外，痤疮患者的人格特征多内向孤僻、情绪不稳定，容易产生焦虑、抑郁、自卑等负面心理状态。

3. 寻常痤疮的治疗　临床上常采用的治疗包括药物治疗、化学治疗、物理治疗等，中医认为可以通过针灸、推拿等手段活血化瘀、调节气血，从而提高皮肤健康，改善病情。

在中西医治疗的同时，应配合适当的心理干预。通过心理干预可以帮助患者改变不合理认知，调节情绪状态，树立自信心，以良好的心理状态及科学的生活方式促进病情的恢复。

（三）黄褐斑

1. 黄褐斑的概念　黄褐斑（melasma）又名肝斑、妊娠斑，是一种常见的面部慢性获得性色素增加性皮肤病，主要原因为表皮黑素细胞功能亢进，导致黑素合成增加，引起局部皮肤色素沉着。常见于中青年女性，多表现为面部蝴蝶形对称黄褐色斑片，深浅和大小不定，常分布于颧骨处和颊部，可累及额、眉、鼻和口周。皮损边缘清楚，无鳞屑，无主观症状。色斑深浅随日晒、季节、精神状况而变，反复发作、难以根治，病程长，严重影响患者容貌美观和心理健康。

2. 黄褐斑的影响因素　黄褐斑是由多种因素的综合作用引起的，发病机制尚未完全阐明，目前认为其发病与遗传、性激素、日光以及皮肤屏障功能受损等有关。

已有研究表明遗传易感性在黄褐斑的发病中起重要作用，48%黄褐斑患者中至少有一个亲属患黄褐斑，其中97%为一级亲属，深色皮肤人群较浅色皮肤人群更容易受遗传因素的影响。此外，妊娠、口服避孕药的育龄期女性或接受其他性激素疗法的人群黄褐斑患病率增加，表明雌激素对黄褐斑的发病有重要影响，会加重皮损。黄褐斑好发于曝光或易摩擦刺激部位，皮损夏重冬轻，防晒可显著淡化色斑，表明光老化也是其发病的重要致病因素。

在临床上可以观察到，大部分黄褐斑患者性格急躁、情绪不稳定、容易发怒，可见要关注情绪等心理因素在黄褐斑的发病过程中所起的作用。

3. 黄褐斑的治疗　黄褐斑治疗的目标是使色斑变淡或恢复正常，面积缩小或消失，减少复发。基础治疗包括避免日照、睡眠不规律等诱发因素，调整生活方式；使用具有科学依据的功效性护肤品修复皮肤屏障；长期使用防晒剂以控制黄褐斑的发生发展。也可根据患者病情对其进行系统药物治疗，包括氨甲环酸、甘草酸苷、氢醌及其衍生物等。在系统及外用药物治疗基础上可考虑联合果酸化学剥脱术、光电等综合治疗。此外，中医认为，本病是肝郁气滞所致，可采取内治、外治相应治疗方法达到疏肝健脾补肾、理气活血化瘀的目的，从而缓解病情。

黄褐斑患者对治疗失去信心是该病难以根治的原因之一，暗示疗法、支持疗法等心理干预可以引导患者了解心理因素对黄褐斑病情的影响，鼓励患者保持平和的情绪状态，保持乐观积极的心态，有效提升患者信心。

（四）脱发

1. 雄激素性秃发

（1）雄激素性秃发的概念　雄激素性秃发（androgenetic alopecia）是以毛囊微型化改变为特征的非瘢痕性脱发，是最常见的秃发类型。常见于男性，通常20～30岁开始发生，初期表现为前额发际线后移，两侧头发变为稀疏，后期头皮中央的头发变薄，甚至完全脱落，眉毛、胡须、腋毛等身体其他部位的毛发不受影响；女性患者多表现为头顶部头发稀疏。

（2）雄激素性秃发的影响因素　雄激素性秃发的具体发病机制还不明确，目前认为该病与遗传因素、雄激素以及精神因素有关。雄激素性秃发有较强的家族遗传性，家族性雄激素性秃发的总患病率为72.8%，其中从父亲遗传的有52.8%，从母亲遗传的有24.3%。此外，一项针对1000例男性雄激素性秃发患者的调查研究发现，与首次脱发相关的诱因中出现频数最高的分别为熬夜、焦虑、疲劳、失眠和抑郁，说明不良生活习惯和不良心理状态也会影响病情的发展。

（3）雄激素性秃发的治疗　常用药物有非那雄胺、螺内酯；低能量激光等光电治疗有一定疗效，可促进毛发生长；微针注射疗法也可以通过将有效治疗成分输注到头皮促进毛囊生长。此外，还可以采用辨证论治、针灸等中医疗法和毛发移植外科手术来改善患者病情。

雄激素性秃发作为损容性疾病，给患者的形象、社交自信和生活质量带来了消极影响，导致部分患者有巨大的心理压力，严重的心理压力又会反过来影响毛发的正常生长。心理干预可以通过改变患者思维，分散其对疾病的注意力，帮助其调节不良情绪，增强治疗信心。

2. 休止性脱发

（1）休止性脱发的概念　休止期脱发（telogen effluvium）是一种由毛囊病变导致的弥漫性、非瘢痕性脱发，主要临床表现是急性或慢性全头皮毛发弥漫性的密度减少，头皮毛发脱落一般少于50%，最终不会发展为全秃。该病没有特殊的好发种族或人种。

休止期脱发可分为急性休止期脱发（病程小于6个月）和慢性休止期脱发（病程大于6个月），急性休止期脱发可发生于任何年龄，慢性休止期脱发最常见于30~60岁女性。

（2）休止性脱发的影响因素　常见的休止性脱发病因：发热；甲状腺功能减退或其他内分泌性疾病；饥饿，营养不良，体重骤降；新生儿脱发；产后脱发；繁重劳动；不良情绪及应激反应；疾病；手术及药物。

（五）斑秃

1. 斑秃的概念　斑秃（alopecia areata）是一种常见的炎症性非瘢痕性脱发，临床表现常见为突然发生的圆形脱发斑，少数患者可有轻度头皮痒感或头皮紧绷感。斑秃可发生于任何年龄，但以青年多见，无明显性别差异。

脱发斑发生面积小、病程短者有自愈倾向，毛发再生往往从脱发斑中央开始。若病情加重可导致全部头发脱落或全身毛发脱落。重症患者存在眉睫毛、鼻毛、腋毛、阴毛全部脱落现象。

2. 斑秃的影响因素　目前认为斑秃是由遗传因素与环境因素共同作用所导致的，病因与遗传因素、感染和局部创伤等刺激、精神因素等有关。

斑秃与心理因素密切相关，患者多有精神创伤和严重焦虑的历史，精神紧张、心理压力、急躁好怒等不良心理状态都可能导致斑秃。

3. 斑秃的治疗　常见的斑秃治疗包括口服复方甘草酸苷、皮质类固醇激素和抗组胺药物，外用强效糖皮质激素软膏封包、5%米诺地尔酊。此外，还可以使用传统免疫抑制剂、物理治疗、中医药治疗等方法治疗斑秃。

调节精神紧张状态、保持健康的饮食和睡眠习惯、规律运动等方式可以有效缓解斑秃病情。心理干预时，应了解患者发病前后的心理状况，关注患者情绪状态，针对性地鼓励患者缓解消除焦虑、紧张等负面情绪，减轻心理压力。同时，可采用精神疏导、暗示等心理疗法帮助患者保持乐观态度，树立治疗信心，去除心理障碍，避免疾病复发。

····目标检测

一、单选题

1. 强烈的或长期持续的心理压力会促使人体分泌更多的（　　），导致脂肪堆积，提高患血管类疾病、肥胖、向心型肥胖和高血压的风险

 A. 皮质醇　　　B. 胆固醇　　　C. 脂肪醇　　　D. 脂环醇

2. 皮肤是人体防止体液散失和阻止有害物质入侵的重要屏障，是人体重要的感觉器官，同时也是人体（　　）的器官

 A. 最小　　　B. 第二小　　　C. 第二大　　　D. 最大

3. 进食障碍是一类易复发、疾病负担重的（　　）

 A. 急性疾病　　B. 亚急性疾病　　C. 慢性疾病　　D. 亚慢性疾病

4. 心理干预时，应了解患者（　　）的心理状况，关注患者情绪状态，针对性地鼓励患者缓解消除焦虑、紧张等负面情绪，减轻心理压力

 A. 发病前后　　B. 发病前　　C. 发病中　　D. 发病后

二、多选题

1. 不良心理状态和负面情绪会导致（　　）的改变以及DNA损伤，这些变化又加速端粒缩短，促进衰老

 A. 端粒　　　B. 蛋白质　　　C. 端粒酶　　　D. 透明质酸

2. 毛发主要由（　　）和毛乳头组成

 A. 毛干　　　B. 毛根　　　C. 毛囊　　　D. 毛皮质

3. 认知行为疗法认为通过改变患者的（　　），可以改变其不良认知，达到消除不良情绪和行为的目的

 A. 认知　　　B. 思维　　　C. 态度　　　D. 行为

4. 寻常痤疮是由多种因素的综合作用引起的，遗传和免疫力、激素分泌异常、细菌感染、不良饮食习惯、（　　）等均可引起病发

 A. 细菌感染　　B. 负面心理状态　　C. 正向生活事件　　D. 不良生活环境

三、简答题

1. 狭义的人体美和广义的人体美分别是什么？
2. 心身疾病主要有哪些治疗方法？

书网融合……

重点小结　　　微课　　　习题

第七章 求美者心理评估与咨询

学习目标

知识目标：通过本章的学习，应能掌握美容心理评估的概念及方法，美容心理咨询的原则、程序和技术；熟悉美容心理评估程序及常用的美容心理测验，美容心理咨询的概念和形式；了解美容心理评估和心理咨询的意义和作用，美容心理咨询师的基本要求。

能力目标：能够在医学美容实践中熟练运用常用的美容心理评定工具和美容心理咨询常用的技术。

素质目标：通过本章的学习，养成良好的美容临床心理评估的职业素养，维护自身和求美者的心理健康。

第一节 美容心理评估

PPT

情境导入

情境：小张，女，21岁，大三学生，独生子女家庭，父母对其要求严苛，自尊心强，做事力求完美。即将要开始就业求职了，小张听到有些同学讨论时说到现在用人单位在选拔面试时，还是会明显受到个体的外在形象（比如外貌、身材等）影响。而小张的面部靠近眼睑处有一片红色的胎记，由此小张对自己的形象产生了担忧、焦虑，觉得自己的求职之路会受到自身形象的影响而变得艰难，从而引发了她的自卑、焦虑、烦躁情绪，小张的日常学习也受到了极大的影响。为此，小张想通过医学美容的方式来改变现在的容貌，到医院的美容整形门诊进行咨询。

思考：1. 你如何看待小张出现的心理困扰？

  2. 是否需要对小张进行心理评估？如要评估，可采用哪些方法对其进行心理评估？

一、美容心理评估概述

（一）美容心理评估的概念

1. 心理评估与心理诊断 心理评估（psychological assessment）与心理诊断（psychological diagnosis）这两个概念虽然有些方面是一致的，但其内涵范围存有差异，心理评估的范畴比心理诊断更广泛。心理评估是指运用心理学的理论技术，评定个体心理行为的功能水平，评定个体的心理特征（认知、情绪、个性、行为和社会环境、生活方式等）对健康和疾病的影响，偏重心理问题的个性化判断。心理诊断是运用统一的判断标准，确定个体心理行为正常或异常的性质和程度，得出有无和属于何种心理障碍结论的过程，偏重于心理问题的共性化判断。

2. 美容心理评估 是指在医学美容过程中，美容心理咨询师运用心理学的理论和方法，对求美者的心理特点和心理健康水平进行评估，美容心理评估是医学美容评估的重要组成部分。对于需要医美整形的求美者而言，美容整形手术不仅维护求美者的生理健康，还要在较高层次上达到社会的审美和求美者的心理满足。所以，心理评估对鉴定和筛选适合的求美者，严格掌握手术适应证，以及对治疗方式的选择均具有重要意义。

（二）美容心理评估的意义

1. 鉴定和筛选求美者　求美者对医学美容手术效果的认同不仅仅以单纯的症状解除、功能改善为标准，还与求美者的心理因素密切相连的。术前期望值过高、医护人员与求美者之间沟通不足或交流信息不当，都会导致求美者对手术效果不满意。如果单纯以完成手术为目的，不充分考虑求美者的心理需求与客观条件的差距，则可能会造成手术成功但美容失败的结局，并容易导致术后纠纷。故通过心理评估科学地分析求美者的心理状态，了解他们求美需求及该需求与客观条件之间的差距，有利于美容工作者根据评估结果采取不同的对策，进行客观具体的形态美学引导，最终使求术者的求美需求得到满足。

2. 鉴别美容手术的心理学禁忌对象　出现以下情况的求美者是不能进行美容手术的。

（1）心理过程不正常者　如因各种心理精神疾病导致的感觉、知觉、记忆、情绪、意志等出现障碍的求术者。

（2）人格障碍患者　如偏执型人格障碍、冲动型人格障碍、强迫型人格障碍等。

（3）求美动机不纯者　如企图通过面部整形逃避法律制裁者。

（4）重度精神病患者　如心理异常者或经治疗后心理社会功能仍有严重损伤者。因此，美容医生在实施手术前应做好美容心理评估工作，避免为以上所述的美容手术的心理学禁忌对象进行手术，这将有效减少很多不必要的麻烦或纠纷。

（三）美容心理评估程序

美容心理评估的一般程序是根据评估目的收集资料，再对资料和信息进行加工处理，最后对结果进行评定。

1. 确定评估目的　如评定个体智力、人格特征或者对心理障碍的有无进行评定。

2. 明确评估问题与方法　详细了解求美评估者的当前心理问题，以及问题的起因及发展可能的影响因素，收集求美评估者早年的生活经历、家庭背景、当前的适应情况及人际关系等，其中所关注的核心问题是心理方面的问题。

3. 了解和评估特殊问题　对求美者的一些特殊问题、重点问题进行深入了解和评估。在这一过程中，除进一步应用上面的方法外，主要借助于心理测验的方法。

4. 评估结果描述与报告　将前面所收集的资料进行分析和处理，写出评估报告，得出结论，并向求美评估者及其有关人员进行解释，以确定下一步对问题处理的目标。

二、美容心理评估的方法

美容心理评估的常用方法包括观察法、访谈法、心理测验法等，在临床实践工作中，根据不同的需要通常将这几种方法结合起来使用，取长补短，以便获得准确而全面的信息。

（一）观察法

观察法是对求美者的行为进行有目的、有计划的系统观察和记录的研究方法，是临床医学美容心理评估的重要方法之一。观察法的依据是个体的行为是由其基本心理特征所决定的，在观察下得到的行为和印象可以推测被评估者的人格特征及存在的问题。观察法可分为自然观察法和控制观察法。

1. 自然观察法　对所观察的对象或行为不加以人为的控制，使之以本来的面目客观地呈现出来，并进行考察、记录和分析的研究方法。在自然情境下对被评估者进行观察有时是非常必要的，因为被评估者或其周围的人所提供的信息可能与实际情况不一致，因而需要评估者在实际情境中进行观察，以收集信息并加以判断。

2. 控制观察法　控制被观察者的条件，或对被观察者作某种处理后，对其行为改变进行观察的研究方法。一般是在标准情境下对求美者进行观察。标准情境是指某些特定的环境条件，如在医院的门诊或住院部，根据一定程序和内容进行观察；也可以是人为设置的某些特定的情境，如让被评估者做某些预先设置好的任务时观察其行为或反应。

观察的内容主要包括被评估者的仪表（穿戴、举止、表情）和行为；言语和思维（表达能力、流畅性、中肯、简洁、赘述等）；情绪状态；动作行为（过少、适度、过度、怪异、刻板等）；人际交往风格（大方或尴尬、主动或被动、可接触或不可接触）；兴趣、爱好；对他人、对自己的态度以及在各种情境下的应对方式（主动或被动，冲动或冷静）等。

观察法的优、缺点：观察法的优点是能在完全自然或接近自然的环境下进行，观察到的行为比较真实，较少受掩饰的影响。缺点则是指标不容易定量、标准不易掌握，不同观察者得到的结果差异较大，观察结果有时可能仅仅反映了被评估者的表面特征。

（二）访谈法

访谈法又称"晤谈法"。面谈者和受谈者之间通过言语交谈和非言语交流，获取受谈者心理行为有关信息的方法。访谈法主要分为两种形式。

1. 非结构式访谈　又称自由式访谈，访谈双方以自由的方式进行交流，而不必拘泥于固定的问题格式或顺序。其优点是可以根据评估目的以及被评估者的实际情况采取灵活的方式提问，会谈是开放式的，气氛比较轻松，被评估者较少受到约束而使他们有更多的机会表达自己的真实想法，能获得较为真实的资料。缺点是会谈花费的时间较多，有时会谈内容可能较松散，容易遗漏一些重要的问题或信息等，影响评估效率。

2. 结构式访谈　有事先确定的提纲和固定的内容，问题间有必要的内在联系，按照固定的程序进行，结果的特征有一定的标准。其优点是会谈的程序固定，评估者主观因素的影响小，会谈效率高，收集到的资料全，便于统计分析。缺点是会谈形式缺乏灵活性，气氛比较死板，使被评估者感到拘谨而形成简单问答的局面，可能会忽视一些个性化的问题。

访谈法是评估者与被评估者互动的过程。在访谈过程中评估者起着主导和决定的作用。因此，评估者掌握并正确使用会谈技术就显得十分重要。在双方的言语沟通中，包含了双方的听与说，有时对评估者来说，听比说更重要。评估者要耐心倾听求美者的评估者的表述，抓住问题的每一个细节，同时还要注意收集被评估者的情绪状态、行为举止、思想表达、思维逻辑等方面的信息，综合地加以分析和判断，为评估提供依据。在非言语沟通中，评估者可以通过微笑、点头、注视、身体前倾等表情和动作表达对被评估者的接受、肯定、关注、鼓励等信息，以促进被评估者的合作，对被评估者进行启发和引导，将问题引向深入。

访谈法的优、缺点：访谈法的优点是有利于全面、深入了解被评估者的深层次心理活动和特征，结构化会谈结果较易量化。缺点则是方法未标准化或标准化程度较差，往往缺乏正常标准或可以比较的常模。另外，会谈技术不容易掌握，自由式会谈的结果变异往往也较大；会谈所花时间较多，而且对环境要求较高。因此，在大规模调查中这种方法的使用容易受到限制。

（三）心理测验法

1. 概念　心理测验法是应用标准化的测验工具（如量表），通过一定的方法描绘和量化受测者心理现象或心理品质的方法。在心理评估中，心理测验占有十分重要的位置，尽管前面讲到的观察法和会谈法应用比较普遍，但它们都无法取代心理测验在心理评估中的作用。因为心理测验可以对个体心理活动的一些特定的方面进行系统评定，并且心理测验一般都采用标准化、数量化的原则，因此得到的结果可以参照常模来进行比较分析，避免了一些主、客观因素的影响，使评估结果更为客观。心理测验的应用范围很广，种类也较多。临床医学常用的心理测验主要包括能力测验、人格测验、症状与应激有关因素的评定测验。

心理测验法的优、缺点：心理测验法的优点是得到的结果具有良好的量化特征，易于比较，大多数心理测验，特别是评定量表操作方法比较简单易行。缺点则是心理测验结果往往反映的是被评估者在特定情境下或一段时间内的心理特征和状态；测验结果还会受到测验时被评估者的情绪状态和认知态度的影响，有一定的局限性。

2. 标准化心理测验的基本特征　标准化心理测验（standardized psychological test）是指通过一套标准程序建立测验内容，制订评分标准和固定的实施方法，并且具备能达到国际公认水平测量技术指标的心理测验。标准化心理测验可以最大限度地减少测量误差保证测量结果的稳定与可靠，使测量结果具有可比性。标准化测验的主要技术指标如下。

（1）常模（norm）　根据标准化样本的测验分数经过统计处理而建立起来的具有参照点和单位的测验结果评价参照系统。是用于比较和解释测验分数的参照标准。被测者的测验结果只有与这一标准比较才能确定该结果的实际意义。而这一标准是否正确，很大程度上取决于常模样本的代表性。为保证常模样本的代表性，取样时要考虑影响该测验结果的主要因素，如样本的年龄范围、性别、地区、民族、教育程度、职业等，采用随机方法获得常模样本。如果样本取自全国，可制订全国常模；如果仅代表某地区，则制订区域性常模。常模主要有均数、标准分、百分位常模等形式。

（2）信度（reliability）　一个测验在测量中所表现的一致性程度。一般采用相关的方法来对各种误差进行测量，并用信度系数来表示误差的大小。信度系数为 -1 至 +1，绝对值越大（接近1），表明误差越小；绝对值越小（接近0），表明误差越大。此外，信度的高低往往与测验性质有关。

（3）效度（validity）　测验在多大程度上测量了它要测量的东西。是指测验结果的有效性，即一个测量工具能够测量出其所要测查内容的真实程度，也就是说，某种测验是否测查到所要测量的内容及测查至何种程度。效度越高则表示该测验测量的结果所能代表要测量行为的真实度越高，能够达到所要测量的目的；反之则相反。

3. 心理测验的分类

（1）按测验目的和功能分类　分为能力测验、人格测验、临床评定量表和职业咨询测验等。

1）能力测验　包括智力测验、儿童心理发展量表、适应行为量表和特殊能力测验等。

2）人格测验　此类测验数量众多，主要用于评定被测者的性格、气质、情绪、兴趣等人格特征，如艾森克人格问卷（EPQ）、卡特尔16项人格问卷（16PF）等。

3）临床评定量表　是对自己的主观感受和他人行为的客观观察进行量化描述的量表。最早始于精神科临床应用，以后推广到其他广泛的临床和研究领域。主要用于对症状程度、治疗效果进行评估。

4）职业咨询测验　是近几十年来发展迅速的一种心理测验，目的是帮助被测者更好地了解自己的气质、兴趣和爱好，发现自己的潜能，确定适合自己的奋斗目标。常用的测验有职业兴趣问卷和特殊能力测验等。为使评估结果更为全面，也常将上述测验与人格和智力测验联用。

（2）按测验材料的意义是否明确分类　分为常规测验和投射测验。

1）常规测验　测验材料意义明确，被测者的回答有一定的范围，测验有固定的评分标准和常模。其优点是操作简便，结果易于比较。缺点是在涉及具有一定社会评价和道德标准的问题时，结果可能失真。

2）投射测验 测验材料通常没有明确的意义，被测者的回答也没有严格的限制，评分没有特别固定的标准。其优点是测验目的隐蔽，回答不易掩饰，结果比较真实。缺点是测验结果分析起来比较困难，不易进行比较，主试要有丰富地使用该测验的经验，因而对主试要求较高。

4. 心理测验的遵循的原则 为了确保心理测验结果的准确性，在实施心理测验时应遵循以下原则。

（1）保密原则 这是心理测验的道德标准，也是美容心理评估过程中重要的原则。它充分要求对求美者个人利益和隐私给予充分尊重和保护，主要包括测验工具保密和测验结果保密。

（2）标准化原则 在实施心理测验时，应选取标准化程度高和结构化强的心理量表。在选用国外引进的测验时，应尽可能选择经过我国修订的心理量表。

（3）目的性原则 应根据测验的目的和要求来选择测验量表。在实际工作中也可能需要组合多种测验来满足不同的要求。

（4）客观性原则 测试者应选用自己熟悉并具有一定使用经验的测验量表，同时在给出评定结果时应综合所掌握的资料，全面慎重考虑。

知识链接

心理测验注意事项

1. 防止滥用，只有在确实需要时才可进行心理测验。

2. 选择好实施测验的时机，实测人员应与求美者建立良好的关系，理解并尊重求美者，尊重其知情权，为其保密，尽量满足其合理需求，在尚未建立良好的信任关系时，不宜进行测验。

3. 心理测验实施者应具备心理学专业知识和技能，熟悉一般疾病特别是精神疾病的症状表现和诊断要点，以便鉴别正常与异常的心理现象。

4. 综合分析并动态看待心理测验结果，从而做出符合实际情况的判断，反对仅仅根据测验分数就为被试贴标签的做法。

三、常用的美容心理测验

（一）人格测验

人格测验用来评估个体在社会实践活动中所形成的对人、对事、对自己的态度、需要、动机、兴趣、情绪和行为发生的速度、强度、灵活性和持久性，以及与之相应的习惯化的行为方式的测验。

1. 艾森克人格问卷（Eysenck personality questionnaire，EPQ） 是英国伦敦大学艾森克夫妇于1975年根据其人格结构三个维度的理论编制。EPQ成人问卷适用于16岁以上的成人，儿童问卷适用于7~15岁的儿童。EPQ由P量表（精神质）、N量表（神经质）、E量表（内外向）、L量表（掩饰）4部分组成。中国的龚耀先根据英国版进行修订并制订了儿童和成人两套全国常模。4个分量表的意义简要说明如下。

（1）E量表（内外向） 测试人格的内倾或外倾。具有典型外向特质（E分很高）的人往往神经系统易兴奋，且兴奋性高，常表现为爱社交、朋友多、喜冒险、易冲动，具有积极进取精神，甚至攻击性，回答问题迅速，乐观随和等；而典型的内向个性（E分很低）的人则多表现为安静、深沉、常内省、保守、不喜社交，常常喜欢一人独处，做事计划性强，甚至瞻前顾后、犹豫不决，工作和生活有规律、严谨等。

（2）N（神经质） 测试一个人的情绪稳定性。典型情绪不稳（N分很高）表现为焦虑、高度紧张、情绪不稳易变，大喜或大悲快速转换，对于各种刺激的反应往往过分。典型情绪稳定（N 分很低）表现为情绪反应缓慢，强度很弱，有时给人一种情感反应缺乏的感觉。但极端的情绪不稳和超稳状态都很少，大多数人均处在中间状态。

（3）P（精神质）　　测试人的一种潜在精神质，该特质常与精神病发病有关。P 分高的成人可能孤独、不关心他人、缺乏同情心，常有麻烦，在哪儿都不适应，喜欢干奇特的事，难以适应环境；P 分低者无上述情况。P 分高的儿童，古怪孤僻、缺乏是非感、无社会化概念。

（4）L（掩饰性）　　这是一个效度量表，高分说明受试者过分地掩饰，这样将影响该问卷的"真实"性。同时也测定被试的社会朴实性及幼稚水平。另外，有研究表明，L 分数高低与年龄、性别、民族等多种因素有关。

EPQ 实施简便，人格维度概念清楚，容易解释，在医疗教育、科研和人力资源管理等方面应用广泛。但因其条目较少反映的信息相对较少，故反映的人格特征类型有限。

2. 卡特尔 16 项人格因素问卷（16PF）　　是美国伊力诺伊州立大学的卡特尔（Cattell RB）根据人格特质学说编制的。卡特尔认为，特质是构成人格的最小单位，人格由许多特质构成，特质在一个人身上的不同组合，构成了一个人不同于他人的独特人格特征。经过多年的研究，他从个体的行为"表面特性"中抽出了 16 项"根源特质"。卡特尔认为这 16 个根源特质是构成人格的内在基础因素，测量某人的这 16 个根源特质就可了解其人格特征，并据此编制了 16 种人格因素测验量表。其主要目的是确定和测量正常人的基本人格特征，并进一步评估某些次级人格因素。20 世纪 70 年代该量表引入中国，现有修订本及中国常模，被广泛应用于心理咨询、人才选拔和职业咨询等多个领域。

16PF 有 A、B、C、D、E 式五种复本。A、B 为全本，各有 187 项；C、D 为缩减本，各 105 项。前四种复本适用于 16 岁以上并有小学以上文化程度者；E 式为 128 项，专为阅读水平低的人而设计。16PF 属于团体施测的量表，但也可以个别施测。施测时要按照统一的指导语和指定的要求，必须在三个备选答案中选出一个。

16PF 具有高度结构化的优点，它实施方便，记分和解释都比较客观。与其他类似的人格测验相比较，16PF 能以同等的时间（约 40 分钟）测量更多方面的人格特质，并可作为了解心理障碍的个性原因及心身疾病诊断的重要手段，还可用于人才的选拔。

3. 投射测验（projective test）　　投射一词源于精神分析理论，认为通过某种无确定意义的刺激情境可以引导人们将隐藏在内心深处的欲望、要求、动机冲突等内容不自觉地投射出来，通过分析可以了解一个人的真实人格特征。投射测验正是依据这一理论，采用含糊、模棱两可的无结构刺激材料，让被试者根据自己的认知和体验进行解释、说明和联想，使主试者得以了解被试者的人格特征和心理冲突，从而将其心理活动从内心深处暴露或投射出来的一种测验。目前，最常用的投射测验是罗夏测验和主题统觉测验。

（1）罗夏测验（Rorschach test）　　是现代心理测验中最主要的投射测验，也是研究人格的一种重要方法。瑞士精神病学家罗夏（Rorschach H）于 1921 年设计并出版了该测验。测验目的是临床诊断，鉴别精神分裂症与其他精神病，也可用于研究感知觉和想象能力。1940 年，罗夏测验才被作为人格测验在临床上得到了广泛应用。

罗夏测验的材料由 10 张结构模棱两可的墨迹图组成，其中 5 张为全黑色，2 张为黑色和灰色图外加红色墨迹，另 3 张为全彩色。测试时将 10 张图片按顺序一张一张地交给被试者，要求被试者说出在图中看到了什么，不限时间，也不限制回答数目，让被试尽可能多地说出来，一直到被试者停止回答时再换另一张，每张均如此进行，这一阶段叫作联想阶段。看完 10 张图片后，再从头对每一个回答询问一遍，询问被试者看到的是整幅图还是图中的一部分，并询问为什么说这些部位像他所说的内容。最后将所指的部位和回答的原因——记录下来，这一阶段称为询问阶段。然后进行结果分析和评分。美国心理学家埃克斯纳（Exner J）1974 年建立了罗夏测验结果综合分析系统，目前常用于正常和病理人格的理论和临床研究。

虽然罗夏测验在临床上有很高的价值，但其记分和解释方法复杂，经验性成分多，主试者需要长期的训练和经验积累才能逐渐正确掌握。

（2）主题统觉测验　是投射测验中与罗夏测验齐名的一种测验工具，由美国哈佛大学默里和摩尔根等人于 20 世纪 30 年代编制而成。该测验把图片作为刺激材料，通过被试者对各画面的想象及心理投射所编辑的故事，反映出他们潜在的人格结构和人格内容。TAT 适用于各种年龄、不同种族的个体。

主题统觉测验由 30 张黑白图片组成，其中按被试者的性别和年龄分为成人男女、儿童男女四种。每次测验选取其中 20 张，图片内容多为一个或数个人物处于某种模糊的场景中，要求被试者根据图片讲故事。测验分两次进行，两次测试要间隔一天或一周完成。一般来说，第二次测验的 10 张图片比较奇特，容易引发被试者的自由想象。TAT 是人格测验，在临床上不能作为诊断测验，但是通过它可以作为精神障碍诊断的参考，不同精神障碍的人，在此测验中有不同的特征性表现和人格方面的变化特点。

（二）自我体像心理测验

1. 田纳西自我概念量表（Tennessee self – concept scale，TSCS）　是由美国田纳西州心理学家 H. Fitts 等编制，中文版的量表则是由中国台湾的林邦杰等修订的第 3 版。该量表共 70 个题目，包含自我概念的两个维度和综合状况共 10 个因子，即结构维度（自我认同、自我满意、自我行动）、内容维度（生理自我、道德自我、心理自我、家庭自我、社会自我）、综合状况（自我总分、自我批评）。前 9 个因子得分越高自我概念越积极，而自我批评得分越高自我概念越消极。该量表适用于 12 岁及以上有需要的求美者

2. 身体态度测试（bodily attitude scale）　包含 30 个身体基本概念，并分别对体态态度给予 3 种向量标准，包括评价向量，即好、坏；潜能向量，即强、弱；活动向量，即积极、消极。

第二节　美容心理咨询 🔲微课

PPT

个体因为容貌或形体上的缺陷产生心理问题，或容貌和形体虽无欠缺，但由于其他因素导致个体因认知出现偏差而产生心理问题，这将影响个体身心健康的发展。此时，美容心理咨询技术的运用就十分重要了。

一、美容心理咨询概述

（一）心理咨询和美容心理咨询的概念

1. 心理咨询　咨询师运用专业的态度、知识和技能，以促进当事人心理适应与发展为目标的助人活动。

2. 美容心理咨询（aesthetic psychological consultation）　是 2015 年经全国科学技术名词审定委员会审定发布的医学美学与美容医学名词。美容心理咨询，是指美容心理咨询师通过心理咨询技术和方法来了解求美者的心理美容问题，并帮助其提高认知水平，改善情绪、完善自我的心理咨询过程。

（二）美容心理咨询的基本原则

美容心理咨询的原则是咨询工作的基本要求，具有非常重要的意义，是顺利开展咨询工作的

保障。

1. 保密原则　保密是心理咨询工作最重要的一条原则。其基本含义包括：除可能有自杀、自伤或者危害他人和社会的情况外，咨询师必须严格为求美来访者的谈话内容进行保密，未得到来访者的允许，不得将求美来访者的基本情况泄露给任何人或者组织，如姓名、主要问题等内容均不可。严格保护来访者的利益和隐私。

2. 理解尊重原则　求美来访者大都是因容貌、身材不佳或者身体缺陷等因素感到痛苦的人，他们存在不同程度的沮丧、抑郁、焦虑和不满等情绪，所以需要寻求支持、理解和帮助。咨询工作者对求美来访者的语言、行动和情绪等要充分理解，当求美来访者感到情绪复杂、混乱、冲突时，咨询工作者应较为准确地对这些情感做出回应，理清来访者的头绪，说出来访者真实的情绪体验，不得随意进行道德评价。如果这点能够充分地做到位，来访者则会深刻体会到被人理解的感觉。

3. 助人自助原则　咨询工作者鼓励来访者积极地进行自我探求与领悟，强化来访者的自我力量、自主精神和自助能力，使来访者敢于面对自己和自己的感觉，并自己克服困难，采取积极有效的行动，做出抉择。解决问题本身就是一次学习的机会，咨询师帮助来访者理清思绪，学习理性处理问题，以此让来访者的心理素质得到锻炼和提高。因此，咨询本身就是一个来访者学习和成长的过程，同时也是咨询师"助人自助"的过程。

4. 态度中立原则　是指咨询工作者在心理咨询过程中应坚持保持中立的立场，不能将自己的主观情感掺杂其中，应始终保持冷静、清醒的头脑，不被过度卷入。中立的态度有助于咨询工作者客观地分析和判断来访者的问题，对解决来访者的问题具有重要的积极作用。

（三）美容心理咨询的作用

1. 提高个体自我体像认知　部分个体对自己的容貌、形体的认识及评价存在一些偏差，对自己容貌或形体的某些缺陷，由于过分注意而造成自我体像的错误认知，进而会产生自卑心理，影响心理健康。通过美容心理咨询则可以纠正这些认识偏差，引导人们产生正确的求美行为，提高人们对自我体像的认识能力及自我体像的审美评价，并在提高自我认识的基础之上进一步自我探索、自我美化。

2. 正确引导个体的求美行为　随着社会的不断发展，使得人们对美的感受和求美爱美的欲望不断提高。美容心理咨询可以促进人们求美行为的健康发展，不仅注重美化外表，更注重美化心灵。实际生活也证明，心理美容比单纯的外表美容更为重要，也更为困难。

3. 可作为美容手术的辅助手段　求美者主要想通过手术解决容貌问题。但是部分求美者有着不同程度的心理问题或心理障碍。如果这些心理问题或心理障碍不能得到有效的解决疏导，将对手术的效果产生不利影响。因此，在美容手术前后，对求美者存在的心理问题和认知偏差进行必要的美容心理咨询，不但可以提高美容手术的审美效果，还可以提高手术效果满意度，避免医患纠纷发生。

4. 挖掘潜力，促进自我心理美容　心理美容也称精神美容。在美容实践中，某些个体实际上并没有真正的容貌缺陷或不协调，只是存在一定的与容貌、体像有关的一般心理问题，影响心理健康，进而影响外表容貌。因此，通过美容心理咨询，专家们耐心指导，提供有关知识，帮助其正确认识人体美，引导其进行适当的自我心理调节，并注重挖掘求美者自我潜力，从而解决心理问题，促进心理健康，进而促进外表美。因为个体的心理可以作用于生理，使得个体出现由内而外的美。

二、美容心理咨询的程序

（一）初始阶段

1. 建立咨访关系　咨询师与来访者必须建立起信任、真诚、接纳的咨访关系。这是心理咨询得以进行的基础，这种关系有助于咨询师了解来访者的真实情况，准确确定咨询目标并有效完成目标。

这种积极的关系能为来访者提供一种良好的人际关系的范例，使其能在咨询环境以外的地方加以运用，提高他们的人际交往能力。能否建立积极、信任的咨询关系，咨询师起着至关重要的作用。

（1）礼貌接待　咨询师衣着要得体，行为举止大方，接待来访者要热情有礼、耐心慎重，留下良好的第一印象。热情友好的态度给人以亲切感，能有效拉近双方的距离，特别是当来访者处于心理困扰时，热情友好的态度本身就是一种力量、希望和安慰，能在很大程度上降低他们的焦虑水平。

（2）自我介绍　初次会谈时，咨询师要向来访者进行简明扼要的自我介绍。在简短的自我介绍之后，可以留有短暂的沉默，主要目的在于给来访者一个整理信息的时间，使他能完整地表达自己想说的话。

（3）适当解释　在初次会谈时，咨询师可以就咨询的性质、设置、角色、目标以及特殊关系等向对方作出解释。解释的内容可以包括时间的限制、会谈的次数、保密原则、合理的期望等。这些问题的说明解释，可以减少来访者的困惑，消除他们因不了解而产生的焦虑，也能避免使来访者产生不当的期望。

2. 掌握求美来访者的资料

（1）基本资料　包括来访者的姓名、年龄、家庭、社会生活背景、自身的成长经历、兴趣爱好、学习生活近况及有无心理咨询经历等。

（2）存在的心理问题　是确定心理咨询目标的基础。来访者一般会心存顾虑，有的不愿如实暴露心理问题，而有的是自己也不清楚问题的根本来源，只是感到困扰，希望改变现状。咨询师需要通过收集有关资料弄清心理问题的实质、持续时长以及产生原因等。

（二）分析阶段

在收集资料的同时，分析、诊断也就会出现。分析阶段是在收集资料的基础上进一步明确心理问题的实质、原因及程度，并作出相应的评估。分析阶段包括以下内容。

1. 确定心理问题的类型和性质　咨询师首先要确定心理问题的性质，对于那些不属于一般心理咨询能解决的问题，如器质性疾病、精神疾病等，都应及时转介到相应的医院进行治疗。

2. 分析心理问题的程度，便于区别对待　心理咨询的对象有的是适应性问题，而有的是发展性问题。前者会在学习、生活等方面出现心理上的不适应，那么可以通过个体咨询的方式给予指导；而后者则可能并未对自身的心理问题产生自觉的意识，因此需要通过心理咨询讲座、课程等方式给予指导、训练，帮助其强化心理品质。

3. 寻找心理问题产生的本质　造成来访者心理问题的原因通常是多方面的，需要从不同的侧面入手分析原因，我们通常会从一般原因和深层原因两个角度进行分析。一般原因分析就是针对心理问题形成的生物学因素和心理社会因素进行的全方位搜索。深层原因分析是对产生心理问题的主要心理因素进行剖析。不同的心理咨询理论和方法，常常是从不同的角度寻找心理问题的根源。

（三）指导帮助阶段

1. 制订咨询目标　心理咨询目标就是心理咨询过程中追求的结果与所要达到的目的，咨询目标的确立，在咨询过程中有着重要的意义。

（1）咨询目标必须由咨询双方共同制订。制订咨询目标必须由咨询师和来访者共同配合协商达成一致。共同制订咨询目标，首先要求咨询双方在心理问题的把握和分析上意见相一致。其次，咨询师要引导、鼓励来访者积极思考，大胆提出自己的需求，如实提出对咨询目标的看法。如若双方存有分歧，则需认真分析逐步达成一致。

（2）咨询的目标只能是帮助来访者调整认知和心态，而不是直接解决问题本身。

（3）中间目标与终极目标保持统一。中间目标是指心理咨询过程中要达到的具体目标，而终极目标是指实现人的心理健康潜能的发挥和人格的完善。在心理咨询的实施过程中，要保持两种目标相统一，咨询双方不仅要发现具体心理问题还需发现引发的原因，还要努力发现其人格特点、心理素质等方面的不足；不仅使来访者在原有问题上掌握心理调节的技能，而且可以使这些技能迁移到类似的情境中去。

（4）心理咨询目标必须是具体、可实施的。来访者的表述有时具体明确，如考试焦虑或紧张失眠问题等，可有时会比较笼统、抽象，如希望有较强的学习能力、善于交往等。当这些大而空泛且难以操作和评估的目标出现时，则需要咨询双方经过商讨，共同将抽象的目标具体化、清晰化。换而言之，咨询目标必须具有较高的可实施性。

2. 选择咨询方案 需要根据心理咨询的目标，选择相应的咨询方法，再根据实施过程的要求制订具体操作计划。选择咨询方案应明确以下内容。

（1）采取咨询方法的目标。

（2）该方法实施的具体要求，如该做什么不能做什么，以及要如何去做。

（3）该方法是否能达到预期的目的或效果。

（4）告诉来访者必须对心理咨询的过程有足够的耐心，很多咨询方法不可能立刻发生改变，所有的改变都是慢慢积累、循序渐进的。

3. 实施指导与帮助 不同的咨询方法有不同的要求和做法。可以灵活运用鼓励、指导与解释，对来访者的积极方面给予真诚的鼓励和支持，增强来访者的自信，促进其积极行为的保持和增加；也可以通过解释，使来访者从一个全新的角度客观地面对自己的问题，重新认识自己及周围的环境，从而提高其自身的认识能力，促进人格的完善和问题的解决。

（四）巩固和结束阶段

1. 巩固效果 巩固已取得的咨询效果，这是结束咨询前必须完成的任务。具体内容有以下几项。

（1）总结目标达成度 咨询师向来访者指出其已经取得的成绩进步，说明已基本达到既定的咨询目标。对此咨询师与来访者应达成共识。使来访者认识到自己的进步，这既是一种鼓励，也是一种积极的暗示，预示着心理咨询将要结束，来访者需要做好心理准备。

（2）回顾与总结 咨询师和来访者需要一同回顾与总结其心理问题和咨询过程。这有助于来访者加深对自身问题的认识，总结咨询经验，了解努力的方向，获得有意义的启发，这样的总结本身就具有巩固咨询效果的作用。总结最好是咨询师通过启发法让来访者自己进行总结。

（3）指导与鼓励 指导来访者巩固已有的进步，并将获得的经验运用到日常的生活中去，逐渐内化为来访者自己的观念、行为方式和能力，使其能独立有效地适应环境。

2. 追踪调查 为了能了解来访者是否运用获得的经验适应环境，从而了解整个咨询是否成功，咨询师必须对来访者进行追踪调查。追踪调查应在咨询基本结束后的数月乃至一年期间进行。

经过追踪调查，可能会有不同的结果出现：第一种是咨询效果明显，来访者的问题已经基本得到解决，这时咨询过程可以结束；第二种是咨询有一定的效果，但问题并未完全得到解决，还需继续进行咨询；第三种是咨询效果不明显，问题基本没有得到解决，征得来访者同意后，可继续坚持咨询。

三、美容心理咨询的技术

（一）注意倾听的技术

在美容心理咨询的访谈中，所谓"倾听"对方的谈话不仅仅是听而已，咨询工作者还要借助言语的引导，真正"听"出对方所讲述的事实、所体验的情感、所持有的观念等。这种特殊的引导话语的采用，就是我们要谈的注意倾听的技术。它包括开放式问题、封闭式问题、鼓励和重复语句等。

1. 开放式问题　被一些咨询工作者认为是最有用的倾听技巧之一。开放式问题常常运用包括"什么""怎么""为什么"等词在内的语句发问。让来访者对有关的问题、事件给予较为详细的反应，而不是仅仅以"是"或"不是"等简单的词来回答。这样的问题是引起对方话题的一种方式，使对方能更多地讲出有关情况、想法、情绪等。

2. 封闭式问题　特征是以"是"或者"不是"，"有"或者"没有"，"对"或者"不对"等一两个字进行回答。比如"你现在最关心的就是这件事了，是吗？""你确实这样想过了？"这些问题都是所谓封闭式问题。这类问题在咨询中有收集信息、澄清事实、缩小讨论范围、使会谈能集中探讨某些特定问题的功效。同时，封闭式问题也可帮助咨询工作者把来访者偏离某个主要问题的话题引入正题。

3. 鼓励和重复话语　鼓励是指对来访者所说的话进行简短的重复或仅以某些词语如"嗯""噢""是这样"或"后来呢？"来鼓励对方进一步讲下去或者强调对方所讲的某部分内容。这是最简单的技巧之一。这个简单的技术可以使咨询工作者进入来访者的精神世界里，并且被研究者认为是成功的咨询工作者所共有的一个特征。因为鼓励是一种积极的方式，能使来访者了解到咨询工作者在认真地听他讲话，并希望他继续讲下去。

以重复语句作为鼓励对方的一种反应，也是一种很有效能的反应方式，可以表明咨询工作者对来访者所说的话语中关键词语的注意。通过这样的鼓励，可引导来访者的谈话向某一方向的纵深部位进行。

（二）影响对方的技术

心理咨询仅仅依靠良好的治疗关系及运用倾听的技巧，虽然也可以使来访者从中受益，但咨询是来访者自我成长的过程，这个过程会非常困难而且缓慢。如果咨询工作者以积极主动的态度参与到咨询中，这种影响是咨询工作者通过自己的专业理论知识与方法技术、个人的经验、对来访者特有的理解，从而使来访者在其中受益的过程。影响对方的技术包括解释、自我暴露、反馈等。

1. 解释　咨询师依据某一理论或个人经验，对当事人的问题、反应进行因果说明的一种咨询技术。解释能给来访者提供一种新的认识他们的问题和自身的方式，解释还可使来访者的世界观产生认知性的改变，它是最重要的影响技术。当咨询工作者运用解释的技术时，是从咨询工作者自己的参考体系出发的。当来访者前来咨询时，往往是有自己解决不了的问题、困难或苦恼，而所谓的难以解决和应付正是从他们自己的参照系出发所导致的。

解释有多种多样，一般讲有两种。一种是来自各种不同的心理咨询的理论，另一种则是根据咨询工作者个人的经验、实践与观察得出的。前一种由不同理论来解释，采用各种不同的理论观点会有许多形形色色极不相同的解释产生。这些解释可以使来访者借助于治疗者提供的帮助从另一角度了解和认识自己及周围事物，这对他来说可能从未想到过。而这一角度使他看到了全新的世界。这可能会非常有助于他的认知，以致行为、情绪的改变。

解释是影响技术中最复杂的一种，咨询工作者在解释应用中应是谨慎、仔细的。如果解释运用不当，则会适得其反，甚至不再前来咨询。这是我们在运用解释这一影响技术时特别应予重视的。

2. 自我暴露　是指把自己个人的有关信息讲出来，使别人知道这样一个过程。心理咨询过程中，最初只重视来访者的自我暴露，认为这在咨询中是必需的，是使咨询成功的必备条件。后来拉扎勒斯指出，自我暴露对咨询工作者来说是一种有助于与来访者建立相互信任和开诚布公的良好关系的影响技术。有研究表明，如果咨询工作者的自我暴露提供的是与他们自己有关的负性信息的话，来访者会感到更多的共情、温暖和信任，这种感受比那些仅仅得到有关咨询工作者好的方面信息的人们更为明显。

咨询工作者的自我暴露有两种形式，一种是向来访者表明自己在咨询当下对来访者言行问题的体验，此种形式的自我暴露在咨询中经常出现；另一种则是告诉对方自己过去的一些有关的情绪体验及经历经验。这两种形式的自我暴露都有利于咨询关系的建立与巩固。一般来说，咨询工作者的自我暴露越多，来访者的相应行为也就越多，他越愿意谈他自己的所思、所想、所感。但这二者的关系也并非一直都是线性增长的关系，咨询工作者的自我暴露是有一定限度的，低于或超过这个限度的自我暴露对咨询不但不能起到良好作用，反而会让双方的关系被破坏。

3. 反馈 也是我国的咨询工作者常用的一种具有较大影响力的技术。反馈是指咨询工作者为来访者提供自己或他人会怎样看待来访者的问题的特殊信息。应用反馈技术的目的是帮助来访者开阔眼界，通过这样的方式，为对方提供与之不同的感知思维模式，以达到影响对方的目的。反馈偏重于表达咨询工作者对来访者所讲述的问题、事件的看法。

（三）咨询中的非言语性技术

在咨询的过程中，双方不仅仅是通过言语交流的，视线的接触和身体的姿势也会成为咨询中的交流要素。

1. 目光的接触与身体语言 "眼睛是心灵的窗户"这句话我们经常能够听到。当你注视着对方时，你可以了解到对方更多的情况，对方同样也可以了解我们。他们可以得到这样的信息，即自己的话是否被咨询工作者认真听取，是否能被接受，是否可以被理解。咨询工作者对对方的共情与理解、尊重与关注等信息都可以从其目光中传达给对方。那么，在咨询过程中工作者的目光怎样安排比较合适呢？我们的建议是：当你倾听对方谈话与叙述时，目光可直接注视着对方的双眼；当你在讲话解释时，这种视线的接触可比听对方谈话时少些。简而言之，就是对方讲话时，一定要用目光表示你的关注；自己谈话时，有时视线可以短时间离开对方。

人类的身体语言实际上是极为丰富的。譬如站立的姿势、坐着的姿势、举手投足都可包括其中。人们在各自的生活经历中，也会形成一些自己独特的习惯。作为咨询工作者，在自己的咨询对象面前，遵循的原则应是使自己的身体语言融入咨询过程中，以有利于咨询为准。比如在倾听来访者谈话时，可使自己面向对方，自己的身体微微倾向于来访者，并用点头等方式表示自己的注意；在说明问题时，可借助某些手势加强谈话效果，但要注意运用适度，不能显得过分夸张，以免使人感到有"取宠"之嫌。咨询工作者在咨询过程中，身体行为既要表现出自如，又要表现出对对方的关注，这是需要进行不断实践训练的。

2. 其他非言语性的技术 除了目光的接触与身体语言之外，还有其他一些非言语性的技术。比如：说话的语气、语调及速度就是其中之一。日常生活中，我们可以听到有人会以冷漠的语气说出一些欢迎的话，那实际上则说明其内心是不欢迎对方的。心理咨询过程中工作者就会比较多地依靠言谈话语影响来访者，这就需要咨询工作者在咨询中能很好地运用自己的语音、语调。

咨询过程中，咨询工作者所说的话语是理性化的东西，但声调与语气则是他们的某种态度与情绪，而这种态度与情绪并不就到此为止，它是会诱发来访者的感情的。所以，作为一个咨询工作者，你的声音是否能让对方感到温暖、顺耳、让人有兴趣听下去，这也是需要注意的。咨询工作者要带着对来访者的共情、理解与关切去讲话。这样，语音中才能灵魂，讲出的话语才会有扣人心弦的效应。

在咨询中可以注意运用以下技巧：①切记发音不能太平，这会使人感到平淡无奇，枯燥无味，讲话时要有些抑扬顿挫、变速与停顿，这会使话语变得有生气、有吸引力；②讲话时要尽量发出明确的声音，使对方能够听清楚，含混不清易使对方产生犹疑；③语速不宜过快或过慢，一般中等速度较为适宜。过慢会使对方感到拖沓、缺乏精气神，而过快容易让来访者跟不上你的速度，所以需要掌握谈话中的停顿技巧，有助于来访者进行思考。

四、美容心理咨询师的基本要求

（一）专业知识、技能方面

美容心理咨询师要具备美容心理咨询的专业能力。不是所有的美容医务人员都能做心理咨询，一般的心理咨询师也不一定能够从事美容心理咨询。美容心理咨询师应该有心理学、医学心理学、社会学、精神病学、医学美学与人体美学等方面的基础，具备美容医学和心理咨询学两个方面的基本知识，同时还要掌握一定的心理咨询理论、方法技术和技巧，并经过心理咨询的专门训练。如果缺乏心理咨询的基本知识和技能，咨询不仅达不到目的，反而可能会引发或加重求美者的心理问题。

（二）职业道德方面

（1）美容心理咨询师应当提高业务素质，遵守执业规范，为社会公众提供专业化的心理咨询服务。

（2）美容心理咨询师不得从事心理治疗或者精神障碍的诊断、治疗。

（3）发现接受咨询的人员可能患有精神障碍时，应当建议其到符合规定的医疗机构就诊。

（三）心理品质方面

美容心理咨询师的个人因素对咨询效果有直接的影响。因此，美容心理咨询师应具备以下心理品质：较高的心理健康水平、敏锐的观察力、灵敏的感受性、较强的语言驾驭能力、清晰的自我意识。

（四）积极维护来访者的利益

就目前的情况看，美容心理咨询还没有专门的机构，一般是由美容医生来做（从严格意义上说，很多美容医生做的不是真正的心理咨询）。在咨询的过程中，涉及求美者是否做过手术或需要通过何种手术来解决心理问题时，美容心理咨询师应该客观地考虑手术的必要性，在提出美容手术的建议时，也应该尽量减轻求美者的经济负担。

（五）为来访者保密

在美容心理咨询过程中，可能会涉及求美者的心理问题或隐私，如容貌缺陷的原因、要求做美容手术的动机或引起容貌审美心理问题的生活事件等。美容心理咨询师一定要为求美者保守秘密。但是，当求美者有明显的心理障碍，甚至出现自杀或伤人意图时，美容心理咨询师应及时告知求美者的家属或公安机关，防止意外发生。

> **知识链接**
>
> #### 咨询师的督导作用及内容
>
> 心理咨询师或美容心理咨询师的发展不仅在培训期间，而应贯穿咨询师的整个职业生涯发展过程，那就是接受有效且定期的督导。心理咨询中的督导并不扮演管理的角色——在管理角色中，指导者向被指导者下指示和分配任务，而咨询中的督导以帮助咨询师尽可能有效地对来访者进行咨询治疗为目的。督导在咨询中的角色类似于指导教师或顾问，其功能和作用有以下3点：①为咨询师提供教育和信息反馈的机会；②支持咨询师的工作和职业成长；③确保咨询工作的质量。
>
> 督导一般包括以下6项：①对咨询内容的思考。这主要是关注来访者，包括来访者正在说的，来访者生活的不同部分是如何结合在一起的，以及来访者需要从咨询中得到什么。②对咨询师运用的技术和策略的探究。这涉及咨询师的治疗意图以及他（她）正在采用的帮助来访者的方法。③对治疗关系的探究。目的是检查来访者与咨询师相互作用的方式，以及他们是否已经建立工作联盟。④咨询师对来访者的情绪。这一督导的意图在于确认和理解咨询师的反向移情反应，或咨询师通过与来访者的接触再次暴露出的个人问题。⑤督导者与被督导者之间的关系。在督导过程中，督导者与被督导者

之间的关系或许表现出类似于咨询师与来访者之间关系的特征。⑥督导者的反向移情。在对被督导者的回应中，督导者的情绪有时也会发生变化，或产生问题，这叫反向移情。督导者常常具有一种个人风格，在这种风格的影响下，他们主要坚持采用一种框架的模式，对督导者和被督导者来说，这种模式反映了他们的合作，如果有必要，还可以协商改变这种模式。

目标检测

答案解析

一、单选题

1. 测验或量表的可靠性和稳定性程度是指（ ）
    A. 信度　　　　　　　 B. 效度　　　　　　　 C. 常模　　　　　　　 D. 标准

2. 美容心理咨询的基本原则中最重要的一条原则是（ ）
    A. 理解尊重原则　　　 B. 助人自助原则　　　 C. 态度中立原则　　　 D. 保密原则

3. 咨询工作者认为最有用的倾听技巧是（ ）
    A. 开放式问题　　　　 B. 封闭式问题　　　　 C. 自然问题　　　　　 D. 鼓励重复

4. 咨询师把自己个人的有关信息讲出来，使别人知道的过程叫作（ ）
    A. 解释　　　　　　　 B. 自我暴露　　　　　 C. 反馈　　　　　　　 D. 重复

二、多选题

1. 美容心理评估程序有（ ）
    A. 确定评估目的　　　　　　　　　　　　 B. 明确评估问题与方法
    C. 了解和评估特殊问题　　　　　　　　　 D. 评估结果描述与报告

2. 按测验材料的意义是否明确可以分为（ ）
    A. 常规测验　　　　　 B. 绘画测验　　　　　 C. 评定测验　　　　　 D. 投射测验

3. 观察法可以分为（ ）
    A. 自然观察法　　　　 B. 控制观察法　　　　 C. 变量观察法　　　　 D. 环境观察法

三、简答题

1. 美容心理评估的意义有哪些？
2. 美容心理咨询的基本原则有哪些？

书网融合……

重点小结　　　　　　　　微课　　　　　　　　习题

第八章 营销心理与美容

学习目标

知识目标：通过本章的学习，应能掌握常用的营销策略；熟悉影响求美者购买的心理因素；了解营销心理学的相关概念。

能力目标：能够运用营销策略，把握求美者需求。

素质目标：通过本章的学习，养成良好的职业道德，强化做一名优秀美容营销者的信心。

第一节　营销心理学概述 ⓔ微课

PPT

情境导入

情境：为了与消费者建立更紧密的情感联系，并传递品牌对女性自信与美丽的支持，某品牌推出了"幸福小红帽"营销活动。该品牌特别设计了一系列带有小红帽元素的限量版产品包装，这些包装充满活力和时尚感，成为消费者争相购买的收藏品。该品牌还在社交媒体平台上积极发布与"幸福小红帽"相关的内容和互动话题，鼓励消费者分享自己的自信和幸福故事。同时，还邀请了多位知名女性作为活动代言人，通过她们的影响力扩大活动的传播范围。为了让消费者更深入地体验品牌和产品，该品牌还在各大商场和专柜设置了"幸福小红帽"主题展区，提供产品试用、互动游戏等环节，让消费者在轻松愉快的氛围中了解并爱上该品牌的产品。

"幸福小红帽"营销活动取得了显著的效果。它不仅提升了该品牌品牌的知名度和美誉度，还增强了消费者与品牌之间的情感联系。通过这次活动，该品牌成功传递了女性自信、年轻的态度，并倡导了一种积极向上的生活方式。

思考："幸福小红帽"活动运用了哪些营销策略？

一、营销心理学的概念

营销心理学是一门研究营销对象（企业、消费者等）在营销活动过程中的心理现象及其规律，以及买卖双方心理沟通的一般过程的科学。它将心理学原理应用于市场营销领域，旨在帮助企业更好地了解消费者需求，制订有效的营销策略，提高市场竞争力。在当今竞争激烈的市场环境中，营销心理学的作用日益凸显，成为企业取得成功的重要武器。

二、营销心理学的理论来源

营销心理学的理论来源主要有两个方面：心理学和市场营销学。

（一）心理学

营销心理学的核心是研究消费者的心理和行为，心理学作为研究人类心理活动和行为的科学，为营销心理学提供了丰富的理论基础。在市场营销活动中，消费者的需求、动机、认知、情感和行为模式等心理因素对购买决策和行为产生重要影响。因此，营销心理学借鉴了心理学中的相关理论，如认知心理学、社会心理学、发展心理学等，运用相关原理和方法，研究消费者的心理活动、需求、动机、认知、情感和态度等，以揭示消费者在购买过程中的心理规律和行为特征。

1. 认知心理学　关注人的信息加工过程，即人们如何接收、处理、存储和应用信息，包括注意、记忆、思维、语言等方面。营销心理学运用认知心理学的理论和方法，研究消费者对产品的注意、记忆和加工过程，研究如何通过广告、包装等营销手段提高消费者对产品的认知度和记忆效果，以及不同广告策略对消费者购买决策的影响等，借以优化营销策略和广告效果，提高营销活动的有效性。

2. 社会心理学　主要研究个体与群体在社会环境中互动的心理过程和行为结果，主要关注人的价值观、态度、人格以及社会群体、群体心理等方面的内容。营销心理学借鉴社会心理学的理论，研究消费者行为在社会群体中的影响因素、社会认同等现象，以及如何通过社会因素影响消费者的购买决策和购买行为。

3. 发展心理学　研究个体从出生到死亡的整个心理发展过程，包括婴儿期、儿童期、青少年期、成年期和老年期等各个阶段的心理特征和行为模式。营销心理学关注的是不同年龄阶段的消费者心理特征和行为模式，两者研究内容相似。了解不同年龄阶段的消费者需求、偏好和消费行为，制订有效的营销策略，为他们提供更符合其心理特征的产品和服务。

▌知识链接

心理学的来源

心理学是一门具有悠久历史的学科。早期的心理学主要存在于古代的哲学和宗教思想之中，是对人的灵魂或精神的研究。古希腊哲学家柏拉图和亚里士多德曾经深入讨论研究过人的心理现象，为后期心理学的发展奠定了基础。

19 世纪中叶，人们对神经生理学和感官生理学的研究取得了较大的突破，这些研究为心理学的实验研究提供了科学方法和理论依据。

1879 年，德国心理学家冯特在莱比锡大学建立了世界上第一个心理学实验室，这标志着心理学正式从哲学中分离出来，成为一门独立的专门研究心理现象的学科。

近几十年来，心理学的研究领域不断拓宽和深化，相继出现许多新的分支和学派。这些分支和学派各自从不同的角度和层面来研究心理现象，运用的研究方法和手段也各不相同。他们之间思想的相互碰撞推动了心理学的多元化发展。

（二）市场营销学

市场营销研究营销活动过程中企业与消费者的行为及其规律性，是指企业满足顾客需求为出发点，应用各种营销策略，把产品和服务销售给消费者，最终实现企业目标并且可以增加企业市场竞争力。市场营销思想对心理学知识的应用是多方面的，贯穿整个营销过程。这种应用有助于企业更好地了解消费者的需求，制订更加有效的营销策略。

1. 市场调研　企业通过运用心理学的研究方法做市场调研，如问卷调查、深度访谈等，可以帮助企业更深入地了解消费者的认知、情感和行为。可以更好地揭示消费者的潜在需求和购买动机，为产品开发和市场定位提供有力依据。

2. 产品设计开发　企业通过运用心理学的原理来指导产品设计及包装，以期符合消费者的购买和使用习惯。例如，通过色彩心理学、形状心理学等原理，设计生产出更符合需求的产品。

3. 定价策略　企业通过利用价格心理学原理来制订更具吸引力的定价策略。例如，运用锚定效应、价格歧视等原理，使消费者在心理上更容易接受产品的价格，并激发其购买欲望。

4. 促销手段 企业通过研究消费者的心理特征和行为方式，制订更有效的促销策略。例如，利用消费者的从众心理、稀缺心理、互惠原则等，设计限时限量抢购、会员团购等促销活动，激发消费者的购买热情。

5. 客户关系管理 心理学知识也有助于企业更好地与消费者建立和维护长期关系。通过了解消费者的心理需求和期望，企业可以提供更贴心的服务和支持，增强消费者的忠诚度和满意度。

三、营销心理学在营销中的重要作用

（1）通过营销心理学的研究，企业可以深入了解消费者的心理需求和行为模式。这有助于企业更准确地定位产品、优化消费者的购买决策，为产品开发、定价、促销等策略提供科学依据。例如，企业可以根据消费者的购买动机和偏好，设计出更具吸引力的产品和服务，提高销量。

（2）有助于企业增强与消费者之间的沟通交流，帮助企业塑造积极的品牌形象。通过了解消费者的心理和行为，企业可以调整自己的沟通方式，运用精准的策略开展针对性更强的营销活动来增强消费者对品牌的信任度和忠诚度。

（3）面对市场环境和消费者心理的不断变化，营销心理学还可以帮助企业提前预测市场变化、及时提出应对策略。通过深入研究，企业可以及时发现新的市场和潜在的威胁，灵活调整营销策略，以适应市场环境的变化。

第二节　求美者购买心理

PPT

"爱美之心，人皆有之"。爱美是人类的天性，美能让我们心情愉悦。无论男女老少，都有对美的向往和追求，都渴望拥有美好的外在形象。随着社会的发展、科技的进步，美容市场日益繁荣，对美容行业提出了更高的要求。求美者要求营销人员提供更多更好的产品和服务来满足人们对美的需求。所以，深入了解求美者的购买心理对于企业和营销人员来说至关重要，它直接影响着产品的销售情况和企业的市场竞争力。

一、求美者的分类

在美容产品或服务的市场营销活动中，求美者往往以群体的形式对美容行业产生影响。这种影响力不仅来源于个体求美者的选择和偏好，更在于他们所形成的集体趋势和潮流。因此，了解不同求美者的分类有助于美容行业营销人员更好地满足求美者的个性化需求，还可以提供更专业和个性化的产品或服务。

（一）按照性别进行分类

1. 女性求美者 是美容产品或服务市场的主要消费群体，随着女性社会经济地位、消费水平、学历水平的提高，对美的需求变得多样化，她们对美的关注变得全面，涵盖了面部、身材、皮肤。

2. 男性求美者 近年来，越来越多的男性开始关注自身形象，男性求美者的数量和比例都在不断增加，男性美容市场正在飞速发展，潜力也在不断释放。

（二）按年龄进行分类

在美容行业中，不同年龄段的求美者具有不同的需求和特点。为了更好地理解和服务这一群体，

我们可以将求美者按年龄进行分类。本文将详细探讨青年、中年和老年三个年龄段的求美者特征，并分析其背后的心理和社会因素。

1. 青年求美者（18～35岁）　正处于精力最充沛的年龄段，他们对外貌和形象有着较高的关注和追求。他们对时尚潮流非常感兴趣，常常选择当下比较流行的美容项目和产品，以展现自己。她们倾向于追求自然、清新的美，愿意投入大量时间和金钱来寻找适合自己的美容方法。

2. 中年求美者（36～55岁）　随着年龄的增长，中年求美者的身体方面逐渐出现身材走样、皮肤松弛衰老等迹象，同时他们承受着来自家庭、职场等多方面的压力。这种生理和心理上的双重挑战导致中年求美者对美容的需求变得强烈。他们人数众多，收入水平高，是美容消费行为的主要决策者和重要影响者。因此，中年求美者市场是一个庞大且充满机遇的市场。

3. 老年求美者（56岁以上）　随着我国老龄化的不断加剧，老年求美者群体越来越庞大。老年求美者是美容领域里比较特殊的一群人，与其他群体相比，他们可能更加注重保持健康的身体和良好的精神面貌，需要更加个性化的美容方案。

（三）按照需求进行分类

1. 基本需求型求美者　这类求美者的关注点在日常的清洁与护理、保湿与滋润、防晒与防护上。通常他们会选择使用洁面产品、爽肤水、乳液、面霜等基础护肤品，以及面膜、精华液等周期性护理产品，以保持他们的健康和美丽。他们注重产品的品质和安全性，更倾向于选择知名品牌和口碑良好的产品。

2. 功能需求型求美者　这类求美者希望通过各种美容手段，使用专业的美容产品和服务来解决自身问题，如衰老、色斑、痘痘等。为了恢复年轻和活力，他们愿意花费金钱去购买各种抗皱产品、美白产品、祛痘产品，甚至乐于接受注射美容或激光美容等服务。

3. 形象塑造型求美者　这类求美者对外貌和个人形象有着较高的期望，希望通过各种方式来改善或塑造自身的外在形象，提升自己的魅力和自信心。例如他们通过化妆保持整洁、得体的妆容，突出自己的优点；他们通过改变发型和尝试不同的造型来展现自己的个性；他们通过美瞳和美甲作为细节之处的装饰，为整体形象增添亮点。

4. 健康养生型求美者　他们将健康和养生作为首要目标，同时在追求美的过程中强调自然、平衡。相比外在的美，他们更重视内在的健康管理和养生实践。他们注重饮食营养、运动锻炼、身体护理等多个方面，希望获得长期的身体健康。

5. 心理需求型求美者　这类求美者的动机往往与自尊心、社交认同等深层次的心理需求相关。他们可能对外貌的某些方面感到不满意，但出于对自己形象的期待、获得更好的社交认同和接纳而寻求美容服务，从而提升自信心、改善人际关系。

二、求美者的心理特征

1. 从众心理　求美者的从众心理是指他们在购买美容产品或服务时，容易受到周围环境人群、社交圈子和媒体等因素的影响，倾向于跟随大众的选择或模仿他人的行为。这种心理特征在美容领域中是一个十分显著的现象，在热门产品的购买上尤为明显。它可能源于多种因素，比如害怕被排除在社交圈子之外，降低决策风险等。

2. 多样化心理　受个人经历、文化背景、社会环境、经济状况等因素的影响，求美者在购买商品或服务时会表现出多样化的心理需求和动机，如以追求商品或服务实用价值为目的的求实心理，以追求新鲜、奇特商品或服务为目的的求新心理，以追求商品美感为目的的求美心理等。

3. 发展性心理　求美者的发展性消费心理主要体现在他们对美的追求不仅仅停留在当前的状态，

而是呈现出一种持续升级和不断追求更高境界的趋势。随着人们经济水平的提高，求美者对美容产品和服务的需求也在变化。这种变化在行为中表现为对更高品质、更多功能、更新技术的产品和服务的追求。

在美容市场中，求美者的购买心理是一个复杂且多变的过程，受到多种因素的影响。这些因素既包括内在的个体因素，也包括外在的环境因素。了解这些影响因素，对于美容企业把握市场动态、满足消费者需求以及制订有效的营销策略具有重要意义。

三、求美者购买心理的影响因素

（一）个体因素

1. 生理因素　不同年龄、性别、肤质等生理特征的求美者，对美容产品和服务的需求和偏好往往存在差异。例如，年轻消费者可能更注重祛痘、美白等护肤需求，而中年消费者则可能更注重抗衰老、紧致提升等需求。

2. 心理因素　求美者的个性、情感、动机等心理因素，会直接影响他们的购买决策和行为。例如，一些消费者可能出于追求时尚、潮流的心理而购买某些美容产品，而另一些消费者则可能出于改善自我形象、增强自信心的心理需求而进行选择。

3. 经济因素　消费者的收入水平、消费观念等经济因素，会直接影响他们的购买能力和消费选择。经济状况较好的消费者在选择美容产品或服务时有更大的选择空间，而经济状况较差的消费者则可能受到更多的限制。一般来说，收入水平较高的消费者可能更愿意选择高品质、高价位的美容产品和服务，而收入水平较低的消费者则可能更注重性价比和实用性。

（二）环境因素

1. 社会环境　社会风气、时尚潮流、明星效应等社会环境因素，会对消费者的购买决策产生重要影响。例如，当某种美容产品或服务在社会上形成热潮或受到明星推荐时，往往能吸引大量消费者跟风。网络红人的种草、专业人士的建议等都可能成为消费者做出购买决策的重要参考依据。

2. 消费环境　店容店貌、门店设计、橱窗设计、商品陈列等消费环境因素，会对消费者的购买决策产生影响。例如，设计新颖的招牌、陈列合理的货架、精美布置的橱窗等都会影响求美者的购买决策。

3. 市场环境　市场供求情况、同类产品竞争状况、产品种类、价格水平等市场环境因素会对消费者的购买选择产生影响。

（三）营销策略因素

1. 产品策略　产品的品质、功效、包装设计等方面都会直接影响消费者的购买决策。高品质、效果显著且包装精美的产品往往能够赢得消费者的信任和青睐，而劣质产品则可能导致消费者失去信心并放弃购买。

2. 价格策略　产品价格是影响美容消费者购买心理的重要因素之一。合理的价格能够平衡消费者的购买成本和心理预期，提高购买意愿。过高或过低的价格都可能导致消费者失去购买兴趣或产生不信任感。

知识链接

常见的定价心理策略

企业运用心理学的原理，根据消费者的购买心理和购买行为来制定价格，以激发消费者的购买欲望并达到扩大销售的目的。以下是一些常见的定价心理策略。

1. 尾数定价策略 以非整数的价格结尾，通常以"9"或"8"等数字结尾，给消费者一种价格较低、易于接受的感觉。这种策略利用了消费者对于数字的敏感性和心理预期。

2. 整数定价策略 与尾数定价相反，将价格定为整数，方便消费者记忆和比较。这种策略常用于高档或名牌产品，以满足消费者对产品品质和档次的追求。

3. 声望定价策略 针对消费者追求名牌和高端产品的心理，将产品价格定得比同类产品高，以彰显产品的高品质和档次。这种策略常用于奢侈品或高端市场。

4. 招徕定价策略 企业将少数几种产品的价格定得很低，甚至低于成本，以吸引消费者进入店铺或关注企业产品，从而带动其他产品的销售。这种策略常用于零售或销售行业。

5. 习惯定价策略 根据消费者在长期购买过程中形成的习惯价格来定价。企业通常不轻易改变这些商品的价格，以保持消费者的购买习惯和忠诚度。这种策略适用于大量消费的商品，如日用品等。

6. 分档定价策略 将同一类商品按照不同品牌、规格、质量等因素划分为不同的档次，并为每个档次的商品制订不同的价格。这种策略可以满足不同消费者的需求和购买能力，同时也有利于企业管理和销售。

---

3. 促销策略 通过打折、赠品、满减等促销手段可以吸引更多消费者关注和购买美容产品或服务。同时，促销活动还可以增加消费者与品牌之间的互动和黏性，提高品牌知名度和美誉度。

4. 广告宣传策略 通过广告宣传可以向消费者传递产品信息、品牌形象和促销活动等内容，激发消费者的购买欲望。同时，广告宣传还可以提高品牌知名度和美誉度，增强消费者对品牌的信任和认可。

影响美容消费者购买心理的因素是多方面的且相互交织的。对于美容企业来说，要想在激烈的市场竞争中脱颖而出并赢得消费者青睐，就必须深入了解这些影响因素并灵活运用各种营销策略，以满足不同消费者的需求和偏好；同时还需要不断创新和提升产品品质以保持竞争优势并推动行业的持续发展。未来随着科技的进步和消费者需求的变化美容行业将面临更多的机遇和挑战，只有不断创新和适应市场需求的企业才能在这个行业中立于不败之地。

第三节　常用营销策略

PPT

在美容行业，营销不仅仅关乎产品，更关乎心理，营销策略不仅仅是一种商业手段，更是一门心理学艺术。一位优秀的美容营销者需要深谙消费者心理，通过精心设计的心理策略，以吸引消费者的注意，激发消费者的购买欲望，建立品牌忠诚度。

一、社会认同效应

社会认同是指个体在行为和观念上倾向于与所属群体保持一致的心理现象。它主要基于人类的社会性本质和从众心理。人们倾向于寻求群体认同，以获得归属感和安全感。这种策略的核心在于展示产品或服务受到广泛的社会认同和接受，从而吸引潜在客户做出购买决策。当消费者看到大多数人都在使用某种美容产品或服务时，他们更容易受到影响，产生购买的冲动。社会认同心理也使得消费者更愿意跟随潮流，选择大多数人都在使用的产品。

这种策略适用于各种类型的美容产品，特别是那些针对大众市场的产品。例如，护肤品、彩妆、美发产品等。他们可能会展示某款美容产品在社交媒体上的高人气，或者分享一些明星的使用心得、展示用户评价等，营造一种"大家都在用"的社会认同氛围，从而引导更多消费者跟风购买。美容营销者还会通过举办线下活动、加入社群和圈子、邀请消费者参与体验等方式，与消费者进行互动和交流，让消费者感受到使用该产品是一种社会潮流和趋势。

在使用社会认同策略时，美容营销者需要注意保持真实性和诚信。过度夸大或虚构产品的受欢迎程度可能导致品牌忽视产品本身的质量和效果，陷入营销短视的误区，会损害品牌形象，甚至引发消费者的反感和不信任。

二、稀缺效应

稀缺效应是指当某种资源或产品数量有限时，人们会更加珍视和渴望拥有它。它主要基于人们的两种心理反应：①对稀缺资源的价值认知提升，即"物以稀为贵"；②由于担心失去机会而产生的紧迫感，促使人们尽快做出购买决策。在美容营销中，营销者经常会利用这种心理效应。当美容产品或服务被塑造成稀缺资源时，消费者往往会对其价值产生更高的认知。这是因为人们普遍认为，稀缺的东西更加珍贵、更有价值。稀缺效应还会引发消费者的紧迫感。当人们意识到某种美容产品或服务数量有限或时间紧迫时，他们会担心失去机会，从而更倾向于尽快做出购买决策。这种紧迫感可以促使消费者在短时间内完成购买行为，从而提高销售转化率。

稀缺效应策略适用于各种类型的美容产品，特别是那些具有高附加值或独特性的产品。例如，高端护肤品、限量版彩妆、独家配方美发产品等都可以通过稀缺效应策略来吸引消费者。这样做不仅可以提高产品的关注度，还能激发消费者的购买欲望。例如，一些高端美容品牌会推出限量版产品，通过饥饿营销的方式，让消费者争相抢购。美容营销者会在节假日或特定活动期间推出限时折扣或买一赠一等活动。

在使用稀缺效应策略时，美容营销者需要避免过度使用或滥用。如果频繁地使用限量销售或限时优惠手段，消费者可能会认为这是一种营销噱头，从而失去对产品的兴趣和信任，产生购买疲劳。此外，如果品牌无法持续提供高质量的产品和服务来支撑稀缺效应所带来的高期望值，可能会导致品牌形象受损和市场份额下降，引发消费者的不满和抱怨。

三、权威效应

又称权威暗示效应，一个人要是地位高，有威信，受人敬重，那他所说的话及所做的事就容易引起别人重视，并让他们相信其正确性。在社会生活中，人们往往对权威人物如专家、学者、明星等产生崇拜和信任，认为他们的言论和行为具有更高的可信度和价值。美容营销中的权威人士或专家可以是知名化妆师、皮肤科医生、美容博主等，他们的专业知识和经验使得他们的推荐更具说服力。这种策略不仅可以提升产品的知名度和美誉度，还能增强消费者对产品的信任感。

权威效应策略适用于各种需要专业知识和技能支持的美容产品。例如，知名美容专家、皮肤科医生通过自身的影响力和专业知识，为美容品牌进行推广和宣传，提升品牌的知名度和美誉度。国家级的检测机构、行业协会等对美容产品进行严格的检测和评估，为消费者提供客观、公正的产品评价，增加消费者对产品的信任度和购买意愿。此外，一些美容博主、时尚杂志编辑等通过对产品进行详细的评测和推荐，为消费者提供专业的购买建议。

在使用权威效应策略时，美容营销者需要确保所邀请的权威人士或专家机构具有真正的专业知识和经验，并且他们的推荐是真实可信的。如果选择的权威人物或专家机构出现问题或负面新闻，可能会对品牌形象造成损害。此外，与权威人士或专家机构的合作也需要遵守相关法律法规和道德规范，确保合作的正当性和合法性。因此，在运用权威效应时，美容品牌需要谨慎选择合作伙伴，并注重产品本身的质量和创新。

四、情感共鸣

情感共鸣是指通过触动人们的情感来引发共鸣和认同。它的运用基于人类情感的共通性和感染性。人们往往会对那些能够触动自己情感的事物产生强烈的兴趣和关注。在美容营销中，情感共鸣策略通常通过讲述品牌故事、分享用户心得体验等方式来实现。这些故事和体验往往与美丽、自信、爱情等积极情感相关联，它能够深入消费者的内心，引发他们的共鸣和认同，从而激发消费者的购买欲望和品牌忠诚度。情感共鸣还与人们的自我认知和价值观密切相关。人们往往通过购买和使用美容产品来展现自己的形象和价值观。当美容品牌能够准确地把握消费者的情感需求，并通过产品和服务满足这些需求时，消费者会更容易对品牌产生情感共鸣，从而成为品牌的忠实簇拥。

情感共鸣策略适用于各种类型的美容品牌和产品，特别是那些注重品牌形象和文化建设的品牌。例如，美容营销者通过讲述与品牌或产品相关的感人故事，如品牌创始人的励志经历等，与消费者建立情感联系，触动消费者的情感，引发他们的共鸣和关注。美容营销者还可以通过设计具有独特的外观、触感或香味等富有情感色彩的产品，满足消费者的情感需求，从而引发消费者的愉悦感和归属感。同时，产品的包装设计也可以融入情感元素，如温馨的色调、浪漫的图案等，增强产品的情感吸引力。美容营销者通过在社交媒体发布富有情感的内容，如温馨的祝福、励志的话语等，与消费者建立情感联系，增强彼此的互动和认同。同时，品牌还可以邀请消费者分享自己的故事和心得，进一步拉近与消费者的距离。

在使用情感共鸣策略时，美容营销者需要确保所讲述的品牌故事和分享的用户心得体验是真实可信的。虚假的故事和不良的体验不仅会破坏消费者的信任，还可能引发消费者的反感和抵制。此外，与消费者的情感沟通也需要真诚和自然，避免过度煽情或刻意迎合。

五、个性化定制

在当今社会，消费者审美观念的不断提升和消费行为的日益成熟，使得传统的美容产品和服务已经无法满足消费者对于美的追求，个性化的需求逐渐成为市场主流，个性化定制已成为美容营销中的一种重要策略。个性化定制不仅能够满足消费者的特殊需求，更能带来独一无二的消费体验。在美容市场上，个性化定制的产品和服务可以让消费者感受到被重视和尊重，常常能够吸引更多消费者的关注和喜爱，提升品牌的竞争力和影响力。

个性化定制策略适用于各种类型的美容产品，尤其是那些需要针对不同肤质、发色等需求进行定制的产品。美容营销者可以根据消费者的肤质、年龄等因素，提供在线问卷、肌肤测试等方式收集消费者的个性化信息，并利用这些数据为消费者提供针对性的产品推荐。美容营销者还可以为消费者定制专属的护肤流程、提供专业的皮肤护理咨询等个性化的服务体验，让消费者感受到独特的关怀和尊重。美容营销者也可以在社交媒体和数字化平台上与消费者进行更直接的互动和交流，收集他们的反馈和意见，为他们提供更个性化的服务。

在使用个性化定制策略时，美容营销者必须确保所提供的产品和服务确实能够满足消费者的特殊需求。此外，保护消费者的隐私和数据安全也是非常重要的，以避免因泄露个人信息而引发的信任危机和法律风险。

美容营销中的心理策略多种多样，但关键在于深入洞察消费者的需求和心理期望。通过合理运用，美容营销者可以更有效地吸引消费者、建立品牌忠诚度并推动销售增长。然而，这些策略的运用也需要谨慎和诚信，确保在遵守法律法规和道德规范的前提下进行。

展望未来，随着科技的进步和消费者行为的变化，美容营销将面临新的挑战和机遇。例如，人工智能和大数据技术的应用将有助于更加精确地洞察消费者需求并提供个性化定制服务；社交媒体和短视频平台的兴起将为美容营销者提供更多与消费者互动和沟通的机会；环保和可持续发展理念的普及也将促使美容品牌更加注重产品的环保属性和社会责任担当。在这个不断变化的市场环境中，只有不断创新和完善营销策略，才能保持竞争力并赢得消费者的心。

第四节　美容营销者的心理素质

PPT

美容行业，是一种融合了时尚、艺术与商业等多元领域的新兴行业，对于美容营销者的要求远不止于简单的营销技巧和专业知识。他们面临的是更多层次、更多角度的挑战。在这样一个竞争激烈且变化迅速的美容市场中，一个优秀的美容营销者除了具备专业知识和营销技巧外，还必须拥有一系列过硬的心理素质，以应对各种复杂的工作场景、市场变化以及不同的求美者。那么优秀的美容营销者究竟要具备哪些心理素质呢？

一、十足的自信心

美容营销者不仅仅是产品和服务的推广者，更是企业品牌形象的代表。在激烈的美容行业中，自信心是美容营销者成功的关键因素之一。它不仅能够帮助营销者克服困难和挑战，还能够赢得求美者的信任和尊重，进而提升销售业绩、维护企业形象。

一个自信的美容营销者往往能够散发出独特的个人魅力，这种魅力不仅能够吸引求美者的注意，还能够赢得求美者的信任和尊重。在与求美者交流时，自信的营销者能够自如地表达自己的观点，展示自己的专业素养，从而增强求美者对产品和品牌的信心。自信心能够帮助美容营销者更加坚定地推广产品和服务，即使在面对求美者的质疑和拒绝时，也能够保持镇定和耐心。这种自信的态度往往能够感染求美者，使他们对产品和服务产生更大的兴趣，从而提高销售效果。美容行业竞争激烈，市场变化迅速，营销者需要不断应对各种挑战和压力。自信心能够帮助营销者保持积极的心态，勇敢面对困难，寻找解决问题的办法，从而在竞争中脱颖而出。

美容营销者应该注重自信心的培养和提升。他们要学会自我肯定和自我激励，充分认识到自己的优点和价值，不断给自己正面积极反馈和鼓励。他们要定期参加专业培训、阅读专业书籍和相关资料，不断提升自己的专业素养。只有这样，才能够更加自信从容地与求美者交流、解答求美者的疑问。他们还要敢于尝试新的营销策略，通过实践不断锻炼自己的能力和自信心。同时，也要学会从失败中吸取教训、总结经验，不断调整自己的行为。经常与同事、朋友或家人分享工作中的挑战和困惑、寻求他们的支持和建议，同样有助于美容营销者保持积极的心态并增强自信心。

知识链接

吉姆模式

吉姆公式，也被称为"GEM公式"或"推销三角理论"，是一种在推销领域中广泛应用的理论模型。GEM是英文单词"Goods"（商品）、"Enterprise"（企业）和"Myself"（销售人员）的首字母缩写。这个公式强调了成功推销的三个关键因素：商品、企业和销售人员。

1. 商品　这是指销售人员所推销的产品或服务。销售人员需要对产品有深入了解，包括其特点、优势、如何使用以及它能如何满足客户的需求。只有对产品有充分了解，销售人员才能有效地向客户推销。

2. 企业　这指的是销售人员所代表的公司或组织。销售人员需要对自己所在的企业有信心，并了解企业的历史、文化、使命和价值观。这样，销售人员才能有效地传达企业的信息，并建立起客户对企业的信任。

3. 销售人员 这是指销售人员自己。销售人员需要对自己有信心，相信自己的能力和专业知识。他们需要有良好的沟通技巧、人际交往能力和解决问题的能力，以便有效地与客户建立联系并推销产品。

吉姆公式的核心思想：成功的推销需要销售人员对商品、企业和自己有充分的了解和信心。只有当这三个因素都得到满足时，销售人员才能有效地进行推销活动并取得成功。

二、强大的意志力

美容市场竞争激烈，求美者需求多变，产品和服务更新换代频繁，这些都对美容营销者提出了更高的要求。拥有坚韧意志的营销者不仅能够保持积极心态、提高工作效率，还能够在团队协作中发挥重要作用。

在美容营销工作中，营销者可能会遇到各种困难和挫折，如客户的拒绝、销售业绩的不佳等。具备强大意志力的营销者能够保持积极的心态，不轻易放弃，而是坚持努力，寻找解决问题的方法。营销者平时需要处理大量的客户信息、市场数据等，具备强大意志力的营销者能够自律地安排时间，有序地处理工作，从而提高工作效率。在实际工作中，营销者需要时刻控制自己的情绪和行为，以专业的形象出现在客户面前。具备强大意志力的营销者能够更好地控制自己的情绪，避免因情绪波动而影响工作效果。同时，他们也能够更好地控制自己的行为，遵守职业道德和规范，赢得客户的信任和尊重。

美容营销者应该根据自己的实际情况和职业发展需求，设定具体、可行的目标。这些目标可以是销售业绩的提升、客户满意度的提高等。设定目标后，营销者需要制订详细的计划，并付诸实践，以实现目标。在制订计划后，需要坚持执行，不因困难和挫折而轻易放弃。在执行计划的过程中，营销者可能会遇到各种挑战和诱惑，需要具备强大的意志力来克服它们。通过坚持执行计划，营销者能够逐渐培养起强大的意志力。

三、良好的情绪

良好的情绪在美容营销中扮演着至关重要的角色，它影响着营销者的决策方向、与客户的沟通交流、客户关系的维护等。在美容行业中，营销者需要管理和控制好自己的情绪，以保持良好的工作状态和客户关系。

当营销者处于积极情绪状态时，他们可能更加乐观地看待市场机会和潜在客户，从而做出更加冒险和积极的决策；他们与求美者的沟通可能更加自信、热情和具有说服力，有助于建立良好的客户关系和信任；他们可能更加关注客户的需求和期望，提供更加优质和个性化的服务，从而增强客户满意度和忠诚度。相反，当营销者处于消极情绪状态时，他们可能更加保守和谨慎，对风险更加敏感，从而做出更加稳健的决策；他们与求美者的沟通可能更加紧张、冷漠或缺乏自信，这可能导致客户产生不信任感或负面印象；他们可能对客户产生冷漠或不耐烦的态度，导致服务质量下降和客户满意度降低。

因此，美容营销者可以通过提供优质的服务、保持积极的心态、寻求各方的支持和关注求美者的反馈等方式来学会管理和控制自己的情绪，提升自己的情绪管理能力。美容营销者还可以通过倾听求美者的诉求、使用积极的语言和恰当的肢体语言等方式，学会在沟通中表达自己的积极情绪，并感知和理解客户的情绪，来提升自己的沟通能力。

四、健康的个性

健康的个性是职业发展的一个重要保障。一个具备健康个性的人往往更受欢迎，因为他们懂得尊重他人、理解他人，他们善于沟通和协作，勇于承担责任，从而可以为企业创造更大的价值，同时，他们保持积极的心态和乐观的情绪，不断追求进步和成长。

健康的个性有助于美容营销者更好地认识自己的优缺点，通过自我反思和情绪管理，使他们能够更加冷静地面对工作中的挑战和困难，避免因情绪波动而影响决策和执行力。具备健康个性的美容营销者往往对自己充满信心，相信自己能够克服各种困难并取得成功。他们敢于面对挑战，勇于承担责任，即使在遭遇失败时也能迅速调整心态，从中汲取经验教训并继续前进。健康的个性鼓励美容营销者保持开放的心态，积极接受新事物和新观念。他们不满足于现状，敢于尝试新的营销策略和手段，以应对不断变化的市场需求。同时，他们也具备强烈的学习意愿和能力，不断提升自己的专业素养和综合能力，为职业发展注入源源不断的动力。

美容营销者应该学会以积极的心态看待工作和生活中的挑战和困难，避免负面情绪对工作和生活的消极影响。他们应该注重自我修养和专业素养的提升，通过阅读、学习、实践等方式来拓宽自己的视野和知识面，提高自己的综合素质。同时，他们也应该关注美容行业动态和消费者市场变化，及时调整自己的营销策略和手段。他们可以通过真诚待人、尊重他人、关注他人需求等方式来与他人建立良好的人际关系和社交网络，赢得他人的信任和尊重。同时，他们也应该积极参与社交活动，拓展自己的人脉圈子，为职业发展创造更多机会。

目标检测

答案解析

一、单选题

1. 一些高端美容品牌会推出限量版产品，通过饥饿营销的方式，让消费者争相抢购。这种策略属于（ ）

   A. 社会认同效应　　　B. 稀缺效应　　　　C. 权威效应　　　　D. 情感共鸣

2. 通过打折、赠品等促销手段吸引消费者关注和购买美容产品或服务属于（ ）

   A. 促销策略　　　　　B. 广告宣传策略　　C. 产品策略　　　　D. 价格策略

3. （ ）求美者愿意花费金钱去购买各种抗皱产品、美白产品、祛痘产品，甚至乐于接受注射美容等服务

   A. 健康养生型　　　　B. 基本需求型　　　C. 功能需求型　　　D. 心理需求型

4. 营销者可能会遇到各种困难和挫折，如客户的拒绝、销售业绩的不佳等。这时候需要营销者具备（ ）

   A. 十足的自信心　　　B. 强大的意志力　　C. 良好的情绪　　　D. 健康的个性

二、多选题

1. 营销心理学的理论来源主要有（ ）

   A. 心理学　　　　　　B. 市场营销学　　　C. 营销学　　　　　D. 社会学

2. 美容营销者的心理素质有（ ）

   A. 强大的意志力　　　B. 健康的个性　　　C. 十足的自信心　　　D. 良好的情绪

3. 常见的营销策略包括（　　）

  A. 社会认同效应 B. 稀缺效应 C. 权威效应

  D. 情感共鸣 E. 个性化定制

4. 求美者按照年龄分类可以分为（　　）

  A. 青年求美者 B. 儿童求美者 C. 中年求美者 D. 老年求美者

三、简答题

1. 简述求美者的类型。

2. 简述求美者购买心理的影响因素。

书网融合……

重点小结

微课

习题

第九章 人际沟通与美容

学习目标

知识目标：通过本章的学习，应能掌握美容从业人员人际沟通的语言和非语言技巧，包括表达、倾听等方面的知识；熟悉人际沟通的基本概念和理论；了解美容从业人员的基本心理素养内容，沟通的重要性。

能力目标：能够在实践中熟练运用人际沟通技巧与策略，准确清楚地表达自己的观点和需求。

素质目标：通过本章的学习，培养良好的心理素养，提高人际沟通能力，能够处理好日常的人际关系及与求美者之间的人际关系。

第一节　人际沟通心理学概述

PPT

情境导入

情境：林女士一直对自己的外貌有所不满，决定前往某知名美容机构进行微整形手术。在咨询过程中，林女士向医生详细描述了自己的期望，希望通过手术改善面部轮廓，使自己看起来更加年轻和自信。

医生在初步检查后，认为林女士的期望是可以通过手术实现的，并给出了一套手术方案。然而，在沟通的过程中，医生并没有充分解释手术的具体步骤、可能的风险和术后的注意事项。林女士由于缺乏医学知识，对手术方案的理解并不深入，只是简单地认为手术能够让她变美。手术进行得相对顺利，但术后效果并未达到林女士的期望。她发现面部轮廓并没有明显改善，反而出现了一些不对称和僵硬的情况。林女士感到十分失望和沮丧，认为自己被医生误导了。

在后续的沟通中，林女士向医生表达了自己的不满和困惑。然而，医生的态度并不积极，只是简单地解释说手术效果需要一段时间才能显现，并没有对林女士的疑虑进行深入的解答和安抚。林女士感到自己的诉求被忽视，对美容机构的信任度大幅下降。

思考：1. 上述案例中林女士和医生之间的主要问题是什么？

　　　2. 如何进行有效的沟通？

沟通是人与人之间、人与群体之间思想与感情的传递和反馈的过程，以求思想达成一致和感情的通畅。人类是群居动物，离不开沟通，就像蚂蚁和蜜蜂这样的群居动物，都是需要沟通，才能确保紧密合作，完成团队任务。

一、人际沟通概述

（一）人际沟通的概念

沟通（communication）一般是指人与人之间的信息交流过程。它不仅指人与人之间的非物质性的信息交流，也包括物质的交换，还包括人与人之间通过非物质的或物质的相互作用过程所建立起来的相对稳定的关系或联系。

人际沟通是沟通的基本形式，是人们在社会活动过程中人与人之间的信息传递、情感表达、思想交流的过程，是人类社会特有的现象，是人与人之间合作与竞争的基本形式。美容工作中的人际沟通是指以求美者为中心的群体（包括求美者、亲戚、朋友等）和以美容工作者为中心的群体（包括同事、领导、员工等）之间采用言语、表情、通讯等方式彼此之间进行的事实、思想、意见、情感等方面的交流，以达到人与人之间对信息的共同理解和认识，从而实现对行为的调节。

（二）人际沟通的意义

1. 人际沟通是个体身心发展的必要条件　在个体的身心发展过程中，沟通承担着极为重要的角色。心理学家贝克斯顿等曾经做过一个著名的"感觉剥夺"试验，将自愿参加实验的志愿者们关在一个没有光线、声音的实验室里，同时把身体的各个部位也包裹起来，尽可能减少与外界的触觉体验。实验期间，除了满足必要的生理需求以外，不允许其获得任何其他刺激。结果，仅仅三天之后，参与实验的志愿者们的身心就出现严重的不适应，实验不得不停止。这一实验证明，沟通不仅仅是信息传递的渠道，更维系着个体的正常运行。

在个体的身心发展中，沟通起着极为重要的作用。人们对常年在祖国边陲边防哨卡守卫的将士的调查发现，由于常年在人际交往单调、沟通环境单一的地区生活，沟通的缺乏导致这些人的语言能力和其他的认知能力不同程度地受到影响，当他们回到社会继续与他人相处的时候，或多或少地会表现出一定程度的不适应。此外，还有研究证明，如果儿童生长的环境中缺乏沟通机会，如福利院的孤儿，智力发展就会表现出明显的延后。

■ 知识链接

狼孩

1920 年，在印度东北部，人们发现有一群狼出现在他们居住地附近的森林。但是奇怪的是，人们在晚上，经常能看到有两个赤身裸体，披头散发的怪人跟随群狼捕猎。当地人非常害怕，还以为是从哪里冒出来的妖怪。

后来，人们为了探知究竟，打死了其中三只大狼，才发现两个"妖怪"，竟然是两个小女孩。其中大的年龄七八岁，小的约两岁。人们猜测，这两个孩子应该是小时候被狼叼走，但不知道为何，狼并没有吃掉她们，而是将她们喂养大，从而成为"狼孩"。

狼孩们在被人们发现之后就送往了米德纳波尔的孤儿院去抚养，他们给大的狼孩取名叫卡玛拉，小的狼孩取名叫阿玛拉。但随后人们发现，两个小女孩的生活习性几乎与狼一模一样：她们无法站立，只能用四肢爬行走路。她们害怕日光，喜欢在阴暗的地方待着。她们每到晚上都会发出非常尖锐的怪声，声音似人似兽，非常恐怖。她们不肯洗澡，也不肯穿衣服，并随地便溺。在第二年的时候阿玛拉就去世了。之后卡玛拉就在人们的教导之下慢慢成长，据说刚开始的时候她的神志只有 6 个月婴儿大，那些教导卡玛拉的人教了 6 年才让她学会独立行走，然而在 16 岁的时候，卡玛拉还是不幸去世了，去世前还没有真正学会说话。

2. 人际沟通是自我概念形成的途径　没有沟通，就没有自我的形成；没有沟通，就没有自我同一性的建立；没有沟通，就没有自我概念和自我价值感的维持。米德在强调符号相互作用对于自我形成的作用时，直接地指出了人际沟通是自我概念形成的必要条件。人的自我概念是在与他人的沟通过程中逐步发展起来的，并且人们在沟通过程中保证自我作用的发挥和自我自身的不断提升和完善。

3. 人凭借沟通交换信息并建立与维持相互联系　人要想适应不断变化的外部世界，就必须通过沟通来获得别人的经验成果。人作为独立的个体本身是有限的，但沟通使得人能够无论在思想观念上还是情感上都变得丰富，沟通的过程使人的生命从有限走向无限。

实际上，日常生活中我们每时每刻都在进行着沟通，人们通过沟通建立起人际关系并由此将各人的努力汇聚起来以产生更大的能量。沟通不仅仅对个体的身心发展产生影响，对社会中的各种群体的发展也具有重要作用。小到家庭，大到国家、全球组织，缺乏了沟通，群体将不能正常运转，无法维持下去。

二、人际沟通的过程

人际沟通是信息交流的过程，巴克尔描述了沟通过程（communication process）主要由信息源、信息、通道、信息接受者、反馈、障碍和背景等 7 个因素组成（图 9 - 1）。

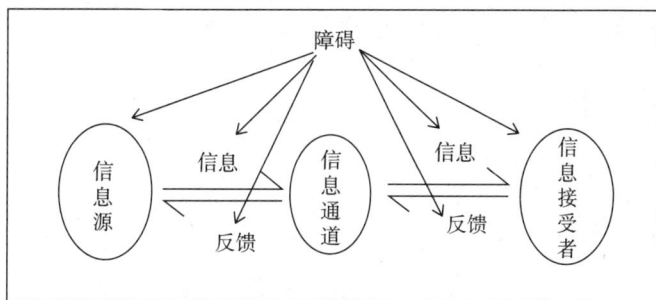

图 9 - 1　沟通过程及其组成要素

（一）信息源

信息源是沟通过程中信息的发出者。他们掌握信息并试图进行沟通，但在沟通前，首先就要在自己丰富的记忆里选择想要沟通的信息。然后，将这些信息加工，转化为可被接受的方式，如文字、语言、符号或表情等。同时在沟通过程中还要根据反馈信息不断地进行调整。

（二）信息

信息是沟通传递的内容。从沟通意向的角度说，信息是信息发出者试图传达给别人的观念和态度。但是，个人的感受不能直接为信息接受者所接受，因而它们必须转化为各种不同的、可为别人识别的信号。

（三）通道

通道是指沟通信息传递的方式。我们的所有感觉器官都可以接受信息，但最大量的信息还是通过视听途径获得的，日常生活中所发生的沟通也主要是视听沟通。通常的沟通方式不仅有面对面的沟通，还有以不同媒体为中介的沟通。电视、手机、报纸、网络等，都可用作沟通的媒体。不过，大量的心理学研究发现，面对面的沟通效果最好。

（四）信息接受者

信息接受者即接受信息的人，他并不是被动接受的过程，而是主动接受和加工的过程。信息接受者在接受信息时，根据自己的已有知识经验，将信息转译成一种观念、想法或情感。

在沟通过程中，信息源与信息接受者的角色不是固定不变的，沟通过程中的信息接受者，可能很快会转变为下一个沟通过程中的信息发出者。

（五）反馈

沟通中信息的接受者不断地将沟通的结果再回送给发出者，使其进一步调整沟通方式，从而形成一个沟通的回路，这个过程就是反馈。反馈的作用是使沟通成为一个互动过程，而不仅仅是单向传递。通过反馈，信息发出者可以了解接受者对于沟通信息的理解状态，从而进行应对性的调整，以保证沟通的有效性。

（六）障碍

沟通中的障碍指会给沟通过程中增加困难或使双方没能很好地完成沟通的因素。信息源的信息不充分或不明确，信息没有被有效或正确地转换成可以沟通的信号，或误用沟通方式等，都会对沟通造成障碍。此外，沟通者之间的地位、关系、经历等不同，也会产生障碍。

（七）背景

沟通过程的最后一个要素是背景。背景是指沟通发生的情境，情境不同，含义就不同。简单的一句："你真讨厌！"可以是亲人之间表示撒娇或亲昵的语言，也可能是朋友对朋友言行不满的一种情绪表达，还有可能是在吵架的两个对象之间表示愤怒的一种方式。

三、人际沟通的类型

（一）语言沟通和非语言沟通

语言和非语言沟通也称作语词和非语词或言语和非言语的沟通。通过语言符号实现的沟通称为语言沟通。而借助非语言符号，如目光、表情、体态语、姿势姿态、接触及非语言的声音和空间距离等实现的沟通，叫作非语言沟通。

语言沟通是最为普遍、最准确、最有效的沟通方式。它使人的沟通过程可以超越时间和空间的限制。在人类历史发展的长河中，语言和文字的产生，使得人类文明得以高速发展和有效延续。非语言沟通和语言沟通往往同时发生，它主要通过无声的目光、表情、穿着打扮、声调变化等来实现。

（二）口语沟通和书面沟通

口语沟通是借助于口头语言实行的沟通，通常是指面对面的沟通。口语沟通是人们日常生活的重要内容。交谈、讨论、开会、讲课等都属于口语沟通，它可以完整、及时地保持沟通过程的有效性，是一种保持整体信息交流的最好沟通方式。

书面沟通通常是借助于文字而实现的沟通形式。通知、广告、文件、书籍等都可以作为文字的形式，发生于沟通过程中。书面沟通的稳定性要高于口语沟通，一般也便于保存和流传。

（三）正式沟通和非正式沟通

在正式社交情境中发生的沟通称为正式沟通；非正式社会情境中发生的信息交流叫非正式沟通。人们的沟通一般都是这两种沟通形式中的一种。正式沟通一般发生在正式的群体中，比如会议、工作团体、公众演讲等；在自然结成的群体中发生的沟通通常是非正式沟通，如亲朋好友的聚会、家庭中的沟通等，此时人们一般都比较放松，双方的表现也更为真实。在正式群体中当然也存在非正式沟通，比如小道消息的传播。

（四）新兴沟通类型

20 世纪末，计算机网络通信技术将人类社会带入网络时代，伴随着全球化趋势的发展，逐渐产生一些新的团队合作模式，其中虚拟团队就是典型的以计算机为媒介的沟通团队，如电子邮件、QQ、微信等。面对面沟通面临最大的问题是社会线索传递带来的沟通障碍，沟通信息的广度和深度也会受到一定的影响。以计算机为媒介的沟通最大的优点就是沟通及时，不受时间和空间限制，不同地域的人可以实现跨区域沟通。

四、人际沟通的原则

（一）平等原则

在人际交往中，首先要坚持平等原则。心理学研究表明：人都有友爱和受人尊敬的需要，交友和受尊敬的愿望都非常强烈。人们渴望自立，成为家庭和社会中真正的一员，平等与他人进行沟通。可以说，每个人都希望得到别人的平等对待。与人交往只有以平等的姿态出现，不盛气凌人，不高人一等，给别人以充分的尊重，才能形成人与人之间的心理相容，产生愉悦、满足的心境，出现和谐的人际关系。

（二）尊重原则

获得尊重是人的基本需求之一。人对尊重自己的人有天然的亲和力。尊重包括自尊和尊重他人两个方面。自尊就是在各种各样的场合都要自重、自爱，不做有损人格尊严的事。尊重他人就是重视他人的人格和价值，承认他人在人际交往中的平等地位。

（三）信用原则

信用是指一个人诚实、不欺，守诺言，从而取得他人的信任。古人"一言既出，驷马难追"的格言，现在有以诚实为本的原则，不要轻易许诺，一旦许诺，就要设法实现，以免失信于人。

（四）互利原则

互利原则是指交往双方的互惠互利。人际交往是社会交换的过程，"投之以桃，报之以李"的答谢之情其实就表达了一种比较长久的友谊的愿望。人与人之间的沟通，靠语言说服别人与自己达成共识还是不够的，必须培养互惠互利观念，在互惠互利式的交流之中，才能使双方的感情进一步加深。

（五）真诚原则

真诚待人通常被认为是人际沟通中最有价值原则。诺尔曼·安德森对大学生人际吸引品质调查表明，学生评价最高的品质是真诚。在8个评价最高的形容词中，有6个和真诚有关，即真诚、诚实、忠诚、真实、信赖和可靠。而评价最低的品质中，虚伪居首位。由此可见，真诚在人际沟通中的意义和分量。古人云："诚者，天下之道；思诚者，人之道也。"以诚相待，是做人的重要品德，是取得成功的关键。"精诚所至，金石为开。"怀有真诚，才能感化、打动人心，别人才会信任你，才会乐于与你合作。

（六）宽容原则

宽容原则表现在对非原则性问题不斤斤计较，能够宽容大度。宽容、克制并不是软弱、懦弱的表现，相反，它们是建立良好人际关系的润滑剂，能够"化干戈为玉帛"。宽容是一种气度，不仅能显示自己的胸襟，还能减少不必要的麻烦。例如，一些刚入职的美容师面对顾客投诉或抱怨时，常常表现出委屈、生气甚至是愤怒，不仅解决不了问题，还会受到上司的批评；而经验丰富的美容师在面对顾客投诉或抱怨时，表现出耐心倾听顾客的抱怨或投诉，主动向顾客表示歉意，并积极为顾客寻找解决办法，尽量让顾客满意而归。

第二节　美容从业人员人际沟通技术

PPT

沟通是生活中不可缺少的一部分。它帮助我们与他人建立联系和关系，获取信息和知识，解决问题和应对挑战，以及表达自己和实现自我价值。因此，我们应该重视沟通能力的培养和提升，以便更好地应对生活中的各种情境和挑战。

一、语言沟通技术

"良言一句三冬暖，恶语伤人六月寒"语言艺术运用得好，就能优化人际关系；相反，如果不注意语言艺术，往往会无意间产生或激化矛盾。美容从业人员在社会交往过程中使用语言与求美者交流时，要注意语言的使用，更重要的是将这些技术结合实际场景和求美者心境灵活运用。

（一）称呼得体

恰当得体的称呼，能使人获得一种心理满足，使对方感到亲切，交往便有了良好的心理气氛；称呼不得体，往往会引起对方的不快甚至反感，使交往受阻或中断。所以，在交往过程中，要根据对方的年龄、身份、职业等具体情况及场合、双方关系远近程度来决定对对方的称呼。

（二）表达清晰

清晰表达是一项关键的沟通技巧。它能够使我们的思想和观点更容易被他人理解和接受。在日常生活和工作中，我们经常需要与他人进行交流和沟通，而清晰表达能力是在这个过程中必不可少的技能。

如何才能清晰地表达自己的思想和观点？第一是要做到简明扼要。使用简洁明了的语言来表达我们的思想和观点。避免冗长的句子和复杂的词汇，因为这可能会引起误解或混淆。第二是保持逻辑有序。在表达中，我们应该组织好我们的思维，使其具有清晰的逻辑结构。可以按照清晰的结构和顺序，陈述主题并列出要点。同时，提供支持性的例子和解释也是很重要的，这样能使观点更加有说服力和可信度。第三是使用清晰明确的语言来表达。应该使用明确的词汇和术语来描述我们的意思。避免使用模棱两可或含糊不清的词语，这样可以确保对方能够准确地理解我们的意图。

（三）巧用赞美

卡耐基说过："人性最底层的需求是'被认可'，而赞美是认可他人的最直接手段。"赞美可以让对方感到被认可和重视，增强对方的自尊心。除此以外，赞美还能起到建立信任、增进合作、改善心情、加深关系等作用，所以说，赞美是人际交往的魔法。

（四）提问技术

美容从业人员在与求美者沟通时，经由不同的提问技巧，触动求美者情感，找准他们的需求，可以使双方的合作更高效。以下是常见的几种提问技巧。

1. 开放式提问 可以引发求美者思索，开启对话，建立和谐关系，巧妙地引导并主控整个的对话过程，对求美者的状况了如指掌，顺利发掘对方所需要的资讯。开放式问句通常可以采用5W1H方法，5W1H是指：何时、何地、什么、谁、为何、如何，其答案是开放式的。如"你什么时候想……？""你打算如何……？"

2. 约束性提问 就是把求美者的注意力约束在你的问题中，通过提问，得到对方的认同。它的句型是：在陈述一件事情之后，加上一个反问句。比如"产品品质与专业形象对公司而言是很重要的，对吧？"谁能说不重要呢？采用约束性提问，就是要让求美者对你的话题持肯定的态度，当他们的看法与你达成一致时，彼此就取得了一个小小的共识，从而开启认同循环。

3. 选择性提问 就是不给对方拒绝的机会，用选择性的问句让求美者回答，不管回答哪一种都是你期望的。如"请问您是微信支付还是现金支付？""您是周六上午方便还是周日上午方便呢？"

4. 反向确认法 在对话的过程中，发问的一方掌握全局。当求美者提问的时候，他就控制了对话，这时，可以不要直接回答，你要微笑、放松，并反问他一个问题，借此重新获得掌控权。比如对方问："新产品什么时间到货？"你可以微笑并反问："你希望什么时间交货吗？"

知识链接

沟通漏斗

　　沟通漏斗是指在沟通过程中信息不断被遗漏、误解和损耗的现象，它会导致信息传递失真，随着信息传播的层级和渠道的增加而逐渐放大，形成沟通漏斗的形状。

　　沟通漏斗呈现的是一种由上至下逐渐减少的趋势，因为漏斗的特性就在于"漏"。对沟通者来说，是指如果一个人心里想的是100%的东西，当你在众人面前、在开会的场合用语言表达心里100%的东西时，这些东西已经漏掉20%，你说出来的只剩下80%了。而当这80%的东西进入别人的耳朵时，由于文化水平、知识背景等关系，只存活了60%。实际上，真正被别人理解了、消化了的东西大概只有40%。等到这些人遵照领悟的40%具体行动时，已经变成20%；一定要掌握一些沟通技巧，争取让这个漏斗漏得越来越少。

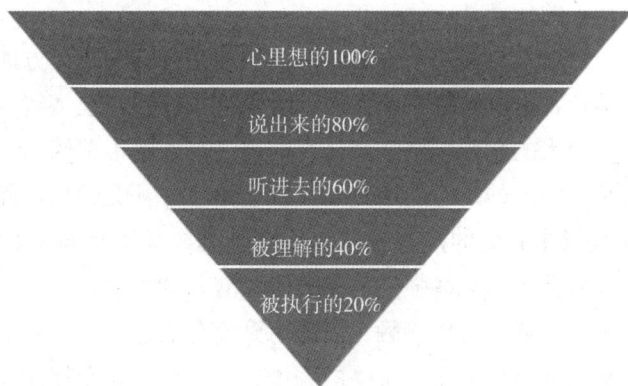

心里想的100%

说出来的80%

听进去的60%

被理解的40%

被执行的20%

二、非语言沟通技术

　　心理学教授艾伯特·麦拉宾通过十年的研究发现，人与人沟通时的全部信息表达 = 7% 内容 + 38% 声音 + 55% 身体语言。在沟通过程中的信息沟通只有7%是由说话内容进行的，其余的大部分都是由非语言交往的符号进行，可见非语言沟通在人际交往中扮演着举足轻重的作用。

（一）身体语言

1. 目光与表情

（1）目光　眼睛是心灵的窗户。眼睛是透露人的内心世界的最有效的途径。人的一切情绪、态度和感情的变化，都可以从眼睛里显示出来。心理学家爱尔施沃斯等人发现，目光接触是最为重要的身体语言沟通方式。

　　在日常生活中，人们很多信息与情感的交流，都是通过目光接触来实现的。①目光接触直接表示对对方的注意，使沟通成为完全连续的过程。②目光接触可以实现各种情感的交流。沟通中的目光接触，甚至可以比语言更有效地沟通各种情感。③目光接触直接调整和控制沟通者之间的相互作用水平，目光接触的次数和每次接触所维持的时间，是沟通信息量的重要指标。一般说来，沟通者彼此的接纳水平越高，关系越亲密，所能接受的相互作用水平也越高。④目光可以传达肯定或否定、提醒、监督等信息。目光在显示肯定或否定意义的同时，常伴有轻微地点头或摇头。

　　（2）表情　通常是指人们面部的表情，是可以完成精细语言沟通的一种体态语。人的面部肌肉相互配合，可以做出上百种不同的表情，准确地传达人们不同的内心情感状态。面部表情一般比较易于被人察觉，能够及时有效地反映沟通双方现实状态。

在日常的人际沟通过程中，表情是人们运用最多的身体语言沟通方式之一。表情可以有效地表达不同的情感、情绪，告知对方自己的意愿。在一般情况下，鼻、颊和嘴是表现厌恶的关键部位；眉、额、眼睛和眼睑是表现哀伤的关键部位；嘴、颊和眉、额对于表现愉悦等情绪作用明显；眼睛和眼睑的变化用来表现恐惧。

2. 姿势与装饰

（1）**姿势**　在沟通过程中也是一个重要的辅助因素。对别人表示尊敬，比如与领导谈话，我们往往要注意坐姿规范、上身挺直并微微前倾。如果对别人的谈话表示不耐烦，则通常会坐得比较向后，尽量和谈话人拉开距离，以表示想尽早结束谈话。人们的每一个动作都可以向他人告知你时下的状态。

（2）**装饰**　是指一个人身上所携带的外在的物品，它包括沟通双方的各自的服饰、化妆以及所携带的物品等所有能够透露其信息的物品。在日常生活中，人们都在有意无意地试图通过各种装饰来透露自己的信息，来发现他人的信息。

装饰主要由服装、化妆、携带品等几个方面组成。服装是装饰的主体方面。服装不仅反映着一个人的性别、年龄、职业、地位，也反映着一个人的社会角色、性格乃至情绪倾向。化妆也是一种特殊的身体语言和沟通方式。一个人的化妆风格，直接反映着一个人的审美倾向、个人追求等因素。在日常生活中，我们也常常会从一个人的携带品来判断其社会角色、社会地位、经济状况和性格倾向。

3. 触摸语言　是人际沟通中有力的沟通方式。人在触摸或身体接触时对情感融洽的体会最为深刻。在日常生活中，身体接触是表达某些强烈情感的最为有效的方式。人与人之间的相互理解，隔阂的消融，深厚的情谊，也常需要通过身体接触，才能得到充分表达。

在人际沟通过程中，双方在身体上相互接受的程度，是情感上相互接纳水平的最有力的证明和表示。因此，触摸一般只在非常亲密的人际关系中才能出现并且被接受。而在非亲密的人际关系中，它的出现往往被看作一种失礼、侮辱甚至威胁的表现。

（二）声音

非语词的声音是指包括说话中的重音、声调的变化、哭、笑、停顿等非言语内容，但其本身却又传达一定内容的附属信息。心理学家称非语词的声音信号为副语言（paralanguage）。一句话的含义常常不是决定于其字面的意义，而是决定于它的弦外之音。语言表达方式的变化，尤其是语调的变化，可以使字面相同的一句话具有完全不同的含义。比如一句简单的口头语"真棒"，当音调较低、语气肯定时，"真棒！"表示由衷地赞赏；而当音调升高，语气抑扬，说成"真棒"时，则完全变成刻薄的讥讽和幸灾乐祸。

（三）空间距离

人与人之间所保持的空间距离，直接反映着彼此相互接纳的水平。一个人的自我空间只允许已经在心理上建立起安全感、情感上已经接纳的人来分享。空间距离的接近与情感的接纳水平成正比例关系。情感上接纳水平越高，能够与别人分享的自我空间也越多，对空间距离接近的容忍性也越高。

美国理学家爱德华·霍尔认为，根据人们交往关系的不同程度，可以把个体空间划为4种距离，亲密距离、个人距离、社交距离和公众距离。

1. 亲密距离　这种距离是人际交往中最小的间距。处于0～15cm，彼此可以肌肤相触、耳鬓厮磨，属于亲密接触的关系。这是为了做出拥抱、保护等动作所必需的距离。常发生在爱人、亲人之间。处于15～45cm，这是身体不相接触，但可以用手相互触摸的距离，如挽臂执手、促膝倾谈等，多半用于兄弟姐妹、亲密朋友之间。

2. 个人距离 这种距离较少直接身体接触。处于 45~75cm，适合在较为熟悉的人们之间，可以握手、交谈；而向他人挑衅也在这个距离中进行。处于 75~120cm，这是双方手腕伸直，可以互触手指的距离，也是个人身体可以支配的势力圈。

3. 社交距离 这种距离已经超出亲密或熟悉的人际关系。处于 120~210cm，一般是工作场合和公共场所。处于 210~360cm，表现为更加正式的交往关系，是会晤、谈判或公事上所采用的距离。

4. 公众距离 这种距离是公开演说时演说者与听众所保持的距离。处于 360cm 以上，如教室中的教师与学生，小型演讲会的演讲人与听众的距离。所以在讲课和演讲时老师用手势、动作、表情以及使用图表、字幕、幻灯等，辅助教具都是为了与学生拉近距离，以加强沟通的效果。

三、提高沟通能力的方法 e 微课

与他人沟通既是个体的内心需要，也是社会技能的重要组成部分，对于美容从业人员来说更是时时都离不开沟通。因此，学习和掌握一些沟通的方法，提高个人的沟通能力是非常必要的。

（一）增加交往频率

交往频率是指在特定的时间里人与人之间接触、见面、来往的次数。合理地掌握交往频率，是维护自己的形象、开拓事业发展友谊的重要方面。具体表现在以下几个方面。

（1）无事不登三宝殿 即交往应该有内容，不是走形式。如果你想得到对方热情地接待，在日常生活中应当尽量减少无内容的交往。

（2）欲速则不达 在人际交往方面应当把握交往的频率，如果急于取得对方的信任，往往欲速则不达。所以应当以心灵的沟通来发展和深化人与人之间的情感联系，逐渐地相互了解，不断地深化交往方式。

（3）了解交往的频率与人际距离的关系 人际距离较近，即相互之间的感情较深，人际的交往活动就频繁；人际距离较远，即相互之间没有什么深厚的感情，人际交往的频率就比较低。

（二）提高同理心

所谓同理心，就是站在别人的立场上，设身处地为别人着想，用别人的眼睛来看这个世界，用别人的心来理解这个世界。积极地参与他人的思想感情，意识到"我也会有这样的时候""我遇到这样的事情会怎么样？"这样才能实现与别人的情感交流。这种积极地参与别人思想、情感的能力是一个深刻的交际心态的转变，是一种真正的交际本领，他会把自己和他人拉得很近，并能化解很多矛盾和冲突。如果一个人不能很好地理解别人，体验别人内心的真实情感，他就不可能与别人发展深入的人际关系。

（三）学会倾听

善于听别人说话有时比注意自己讲话更重要。要做到"会听"，首先，要有正确的"听"的态度，专心地听对方谈话，态度谦虚，始终用目光注视对方。其次，在听的过程中，要善于通过身体和语言给对方以必要的反馈，做一个积极的"听众"。例如，听话时适当地点头或说"噢""是吗？""真的吗？"等表示自己确实在听并鼓励对方继续说下去；思考对方所说的话以填补停顿时间；重新说一遍自己听对方提到的内容等。最后，还要能够巧妙地表达自己的意见，不要坚持与对方明显不合的意见。因为几乎所有的说话者都希望别人听他说话，或者希望听的人能够设身处地为他着想，而绝不是给他提意见。同时，还要注意，不要轻易打断或试图打断别人的谈话。

（四）建立良好第一印象

第一印象也称初次印象。心理学研究发现，与一个人初次会面，45 秒钟内就能产生第一印象。

主要获得的信息包括：对方的性别、年龄、长相、表情、姿态、身材、衣着打扮等方面，可以据此判断对方的内在素养和个性特征。

交往双方形成的第一印象通常是鲜明而牢固的，对日后的交往有非常重要的影响。如果一个人在初次见面时给对方留下良好的印象，那么对方就愿意和他接近，彼此也能较快地取得理解和信任，并会影响对他以后一系列行为和表现的解释。反之，对于一个初次见面就引起对方反感的人，就很难引起对方进一步交往的热情。即使不得不接触，也会比较冷淡。

知识链接

SOLER 模式

社会心理学家艾根（G. Egan）在1977年提出 SOLER 模式。研究发现，在与人相遇之初，按照 SOLER 模式来表现自己，可以明显增加他人的接纳性，使得在人们的心中建立良好的第一印象。

SOLER 具体分为五个部分，主要从主体的身体动作、面部微表情与内在心理展开。

S（Sit）：表示坐姿或站姿要面对别人。

O（Open）：表示姿势要自然开放。

L（Lean）：表示身体微微前倾。

E（Eyes）：表示目光接触。

R（Relax）：表示放松。

用 SOLER 模式表现出来的含义就是"我很尊重你，对你很有兴趣，我内心是接纳你的"，这是个体对自己整体状况的满意水平，也是按照一定的价值标准自我表现以后获得的自我价值感。

第三节　美容从业人员的基本心理素养培养

PPT

美容行业作为服务业的一部分，对从业人员的心理素养有着特殊要求。良好的心理素养不仅有助于从业人员应对工作中的各种挑战和压力，还能提升客户满意度，促进个人职业发展。因此，培养美容从业人员的心理素养，对于提升行业整体水平、维护消费者权益具有重要意义。

一、增强自我认知

自我认知与自我接纳作为个体心理健康的重要组成部分，良好的自我认知与自我接纳意味着能够清晰地认识到自己的专业技能水平、服务态度和沟通能力等方面的优点和不足，能积极接纳自己的不足，勇于面对并改进，将有助于提升个人的心理韧性和适应能力，从而更好地应对职业压力和挑战。

（一）正确认识自我

1. 从自我觉察中了解自己　自我觉察是我们了解自我最简单、最重要的方式之一。主要包括3个方面：生理自我、社会自我和心理自我。生理自我是指对自己生理状态的认识和评价，如对身高、体重、身材、容貌等体像和性别方面的认识，对身体的痛苦、饥饿、疲倦等感觉；社会自我是对自己与周围关系的认识和评价。如自己在朋友、同学、家庭、社会中所处的地位，自己与他人的关系；心理自我是对自身心理状态的认识和评价，如能力、情绪、气质、性格、理想、信念、兴趣爱好等。

2. 与他人比较中了解自己　以人为镜可以让我们更好地认识自己。通过与他人的比较来认识自己的优势与不足，从而能够吸取他人所长补自己所短。但是与他人比较，首先是选择一个可比较对象，他应该是与自己具有相似性的个体。只有选择与自己条件相当、情况相似时，自我的认识才是正确的。其次就是要坚持可比性原则。比较的内容应该是可改变的，如果单纯地跟对方比较年龄、性别、家庭背景等不可改变的因素，所获得的自我肯定或者自我贬损都是毫无价值和可信性的。最后就是比较既要考虑结果又要考虑过程，这样才能更客观地对自己进行认知和评价。比如有的同学看别人比自己考得好，就觉得自己很笨，殊不知别人在背后付出的努力。

（二）积极悦纳自我

1. 无条件接纳自己　无条件地接受自己的一切，无论是好的还是坏的，成功的或者失败的，有价值的或者无价值的，凡自身现实的一切都应该积极悦纳，要平静而理智地对待自己的长短优劣、得失成败，要乐观开朗，以发展的眼光看待自己；既不以虚幻的自我表现来补偿内心的空虚，不自欺欺人，也不消极回避自身的现状，更不能以哀怨、自责甚至厌恶来否定自己。

2. 正确面对失败　成功和失败是相辅相成、互为前提而存在于人们的奋斗过程之中。成功的果实往往在艰辛的努力中慢慢成熟，而且常常要建立在许多失误和挫折的考验之上。我们要明白，失败不是永恒的状况，而是事情发展过程中的一个阶段，应当坚信"天生我材必有用"，不管成败，都要做乐观、洒脱、开朗的人。

3. 肯定自我价值　肯定自我价值，不仅是对自身独特性和能力的认同，更是增强自信心的源泉。当我们深信自己的价值，就会自然散发出一种内在的自信和魅力。这种自信并非来自他人的赞美或贬低，而是源于内心深处的坚定信念。它让我们在面对困难时，能够保持冷静和从容，勇往直前；在取得成就时，能够谦虚而不自满，继续前行。因此，肯定自我价值是提升自信的关键，它让我们更加坚定地走自己的路，追求自己的梦想，创造属于自己的辉煌。

二、学会情绪管理

在美容行业中，面对各种客户、工作压力和日常挑战，如何有效地调节情绪，保持积极、稳定的心态，是每个从业人员都需要掌握的重要技能。所谓情绪管理就是善于掌握自我，善于调节情绪，对生活中的矛盾和事件引起的反应能适可而止地排解，能以乐观的态度、幽默的情趣及时地缓解紧张的心理状态。

（一）觉察情绪

觉察情绪是指对自己的情绪状态有清晰地认识和理解。当我们能够觉察到自己的情绪时，我们就能更好地管理它们，避免被情绪所主导，从而做出更明智的决策。

1. 关注身体反应　情绪通常会在身体上有所体现。例如，当你感到愤怒时，可能会觉得心跳加速、呼吸急促；当你感到悲伤时，可能会觉得胸口沉闷、眼眶湿润。通过关注这些身体反应，你可以更容易地识别自己的情绪。

2. 留意思维变化　情绪也会影响我们的思维方式。例如，当你感到焦虑时，可能会过度担心未来；当你感到沮丧时，可能会对自己的能力产生怀疑。通过观察自己的思维变化，你可以进一步了解自己的情绪状态。

3. 记录情绪日记　每天花些时间记录自己的情绪状态，以及触发这些情绪的事件。这样有助于更深入地了解自己的情绪模式，从而学会更好地应对它们。

（二）接纳情绪

接纳情绪是情绪管理的关键一步，如果我们不能接受自己有负面情绪或者情绪波动过大，这种不接受就会给调控情绪造成困难。我们越是抗拒坏情绪，它越会气势汹汹、无孔不入；相反，如果我们接纳它，愿意与它和平共处，比如"现在我是生气的，我允许自己生气"这时气愤便不再那么有威力，我们反而更容易获得平静，这就是接纳的力量。

（三）调节情绪

当我们遭遇压力、困扰或不满时，情绪宣泄可以帮助我们释放内心的压抑和紧张，缓解负面情绪，进而恢复内心的平静和平衡。

1. 倾诉法　倾诉是把心里想说的话说出来，指人对他人表达自己的主观愿望、主观意志状态和情感状态。这是一种最直接、效果也最明显的宣泄方法。在情绪低落的时候，可以找到朋友、家人、老师或者心理咨询师进行倾诉。当然除了面对面的倾诉之外，电话、写日记、发朋友圈等也是很好的倾诉方式。

2. 学会哭泣　哭泣是人与生俱来的本能，但是大学生随着年纪增长，越来越拒绝哭泣。美国圣保罗雷姆塞医学中心精神病实验室专家发现，人在哭泣后，负面情绪可降低40%。情感眼泪含有应激激素，哭泣的过程中会被排出体外。所以当感觉有负面情绪的时候，可以适当地哭一哭。

3. 运动疗法　大量科学研究表明，运动能改善调节情绪。生理学研究表明，运动可以使机体释放一种叫"内啡肽"的化学物质，它不仅能让人产生愉悦的情绪，还能大幅度提高能量的供给，使人精力旺盛。

4. 音乐疗法　美国音乐治疗之父加斯顿指出，音乐对于人的情绪的影响力非常大，不同的音乐可以影响人的行为节奏和生理节奏，引发不同的情绪反应。现代科学研究表明，音乐可以通过人的听觉系统作用于人类大脑边缘系统及下丘脑（主管情绪的中枢），从而调节大脑皮质，使人体的机能活动及情绪与行为有良好的协调作用。

> **知识链接**
>
> **腹式呼吸放松训练**
>
> 放松身体坐好或者躺下，采用腹式呼吸，即用鼻子呼吸，吸气时让肚子鼓起来，呼气时肚子凹下去。
>
> 1. 呼吸时双肩自然下垂，闭上双眼，一只手放在胸部，另一只手放在腹部。
> 2. 然后慢慢地深深吸气，可以默念"1、2、3…"，吸到足够多时，停留3秒。
> 3. 再把吸进去的气缓缓地呼出（约3秒），呼气速度越慢越好。
> 4. 重复这样的呼吸练习5～10分钟。
>
> 注意：吸气和呼气的速度越慢越能产生安全、平静且放松的感觉；同时仔细感觉放在腹部的手跟着上升和下降，并想象呼气时所有的紧张也随之释出。此训练建议每天至少练习两次，直至随时都可以熟练地使用呼吸体会到放松的感觉。

三、提升人际交往能力

美容从业人员提升人际交往能力是一项至关重要的任务。

首先，倾听是人际交往的基石。美容从业人员需要耐心地倾听求美者的需求和意见，理解他们的真实想法和期望。这不仅有助于建立信任关系，还能为求美者提供更加个性化的服务。在倾听过程中，应避免打断对方，而是鼓励他们充分表达自己的想法和感受。同时，通过点头、微笑等肢体语言来表示理解和尊重，也是提升倾听效果的重要手段。

其次，沟通表达能力的培养同样重要。美容从业人员应学会用简洁明了的语言与求美者沟通，避免使用过于专业或复杂的术语。同时，要注意语速和语调的适中，保持亲切自然的交流氛围。在沟通过程中，美容从业人员应善于引导话题，主动询问求美者的感受和需求，以便更好地满足他们的期望。

此外，建立积极的人际互动关系也是提升人际交往能力的关键。美容从业人员应保持真诚、热情的态度，主动与求美者建立良好的互动关系。通过关心求美者的身体状况、心理状态等方面，展现自己的关心和善意。同时，要尊重对方的个性和差异，避免偏见和歧视，以建立平等、和谐的人际关系。

最后，美容从业人员还需学会处理人际冲突和矛盾。在工作中，难免会遇到求美者的不满和投诉。面对这种情况，美容从业人员应保持冷静和理智，耐心听取求美者的意见和诉求，积极寻找解决问题的办法。在处理冲突时，要尽量避免情绪化的反应，以客观、公正的态度来化解矛盾。

四、适应性与学习能力

适应性是美容从业人员面对变化的关键能力。美容行业更新换代迅速，新的技术、产品和服务层出不穷。从业人员需要具备良好的适应能力，能够快速接受和掌握新知识、新技能，适应新的工作环境和客户需求。我们应该保持开放的心态，勇于尝试新事物，不断挑战自己，以应对行业的变化和挑战。学习能力则是美容从业人员实现持续发展的重要保障。美容行业的知识和技能是不断更新和升级的，从业人员需要保持持续学习的状态，不断吸收新的知识和经验。可以通过参加培训课程、阅读专业书籍、与行业内的专家和同行交流等方式来提升自己的学习能力。同时，还应该善于总结和反思，将学习成果转化为实际工作中的能力和成果。

在适应性和学习能力的共同作用下，美容从业人员能够更好地应对行业的变化和挑战，保持竞争力，能够快速适应新的市场环境和求美者需求，提供优质的服务和产品，赢得求美者的信任和满意。同时，也能够不断提升自己的专业水平和技能，为个人的职业发展和企业的长远发展做出贡献。

目标检测

答案解析

一、单选题

1. 人际沟通是人与人之间信息沟通的过程。下列不属于人际沟通过程的要素的是（　　）
   A. 反馈　　　　　B. 信息　　　　　C. 媒介　　　　　D. 障碍
2. 以下属于语言沟通技巧的是（　　）
   A. 文字　　　　　B. 声音　　　　　C. 距离　　　　　D. 目光
3. 人际交往中，属于亲密距离的是（　　）
   A. 0.6m以内　　B. 0.6~1.2m　　C. 1.2~3.5m　　D. 3.5~7.5m
4. 人际沟通要实现的目的不包括（　　）
   A. 学习知识　　B. 建立关系　　C. 发挥影响　　D. 控制他人

二、多选题

1. 人际沟通中要遵循的原则有（　　）
   A. 平等原则　　B. 尊重原则　　C. 互利原则　　D. 真诚原则
2. 建立良好的人际关系，大学生应做到（　　）
   A. 善于倾听　　B. 自我中心　　C. 眼神回避　　D. 真诚赞美

3. 沟通常见的形式有（　　）

A. 口语沟通和书面词沟通　　　　　B. 正式沟通和非正式沟通

C. 以计算机为媒介的沟通　　　　　D. 语词沟通和非语词沟通

4. 下面宣泄方式中属于合理宣泄的是（　　）

A. 酗酒　　　　　B. 摔东西　　　　　C. 大声哭　　　　　D. 跑步

三、简答题

1. 人际沟通的意义是什么？

2. 提高沟通能力的方法有哪些？

书网融合……

重点小结

微课

习题

参考文献

［1］ 俞国良．社会心理学［M］.3 版．北京：北京师范大学出版社，2015.

［2］ 侯再金．医学心理学［M］.3 版．北京：人民卫生出版社，2016.

［3］ 戴维·迈尔斯．社会心理学［M］.侯玉凌，乐国安，张智勇，等，译.11 版．北京：人民邮电出版社，2016.

［4］ 陈祎凡，邓香兰．美容心理学［M］.武汉：华中科技大学出版社，2017.

［5］ 张学军，郑捷．皮肤性病学［M］.北京：人民卫生出版社，2018.

［6］ 徐传庚，刘婕．医药营销心理学［M］.2 版．北京：中国医药科技出版社，2019.

［7］ 陈敏，汪启荣．美容心理学［M］.3 版．北京：人民卫生出版社，2019.

［8］ 季建林．医学心理学［M］.上海：复旦大学出版社，2020.

［9］ 张黎逸．医学心理学［M］.北京：中国医药科技出版社，2021.

［10］ 王晶．社会心理学［M］.秦皇岛：燕山大学出版社，2021.

［11］ 于琪，刘波．美容心理学［M］.北京：北京科学技术出版社，2023.

［12］ 吴爱勤，袁勇贵．临床心身医学［M］.9 版．南京：东南大学出版社，2023.

［13］ 胡凯．大学生心理健康教育教程［M］.长沙：湖南人民出版社，2023.